LOCUS

LOCUS

LOCUS

LOCUS

mark

這個系列標記的是一些人、一些事件與活動。

mark 38 當天使穿著黑衣出現 *(The Outsider)*
作者：拉胥梅耶(Nathaniel Lachenmeyer)
譯者：賴慈芸
責任編輯：林毓瑜　美術編輯：何萍萍
法律顧問：全理法律事務所董安丹律師
出版者：大塊文化出版股份有限公司
台北市105南京東路四段25號11樓
www.locuspublishing.com
讀者服務專線：0800-006689
TEL：(02) 87123898　FAX：(02) 87123897
郵撥帳號：18955675　戶名：大塊文化出版股份有限公司

總經銷：大和書報圖書股份有限公司　地址：台北縣五股工業區五工五路2號
TEL:(02)89902588（代表號）　FAX:(02)29901658
排版：天翼電腦排版印刷股份有限公司　製版：源耕印刷事業有限公司
初版一刷：2003年 4 月
二版一刷：2009年 7 月
二版 2 刷：2014年 2月
定價：新台幣 250 元
Printed in Taiwan

當天使穿著黑衣出現

The Outsider

A Journey into My Father's Struggle with Madness

Nathaniel Lachenmeyer⊙著

賴慈芸⊙譯

推薦序

王浩威

三月的新加坡已經十分燠熱。我和朋友用完晚餐，決定到這城市夜晚以後最熱鬧的河畔吹吹風。夜晚的城市很繁榮，近處是河岸的餐廳、酒吧和咖啡館，輝煌的燈火再加上河面的繽紛倒影；遠處則是一幢又一幢的摩天高樓，雖然不像聖誕節日那般點亮所有的燈，卻是依然迷人。

走過了克拉碼頭沒多久，一段燈火稍暗的河堤四處散著親密相處的情侶。忽然，朋友驚叫：「homeless！」前方的長椅正躺著一個人，微微的光線還是可以看出不甚整潔的穿著，枕著一個大包包，可能是他所有的家當。

在大城市裡遇見流浪漢其實是沒啥好驚奇的。只是這裡剛好是新加坡，一個讓人經常錯以爲沒有貧窮和社會問題的美好城市，所以才會如此錯愕。

多年以前，從事紀錄片工作的另一位朋友就曾帶我到台北龍山寺附近的傳統市場。

子夜以後，當四周的城市都陷入黑暗時，那裡市場的平檯上重重疊疊地躺著上百個無家可歸的遊民。

台北如此，甚至連新加坡也如此，任何城市只要用心注意，必然也毫不例外地可以看見這些人的身影。

一位同行的朋友參加了在紐約舉辦的美國精神醫學會年會。一天早上，他參加了其中一場討論。主講人問：在來會場的路上，有誰看見了無家可歸者？幾乎所有的人都舉手了。他又問：誰可以辨識出其中確實有精神疾病，甚至確定是精神分裂症的患者？同樣的，幾乎也都舉手了。

那一場研討會討論的正是無家可歸的人當中，有多少其實是慢性精神分裂症患者，又，爲什麼會如此。原本善意的政策，希望慢性精神病患不再被終身拘禁在療養院（還記得當年的電影《飛躍杜鵑窩》？），美國甘迺迪時代通過的社區心理衛生法鼓勵社會成立各種社區機構，協助這些患者回歸家庭，回歸社會主流。沒想到，隨著後來政策的改變，特別是雷根主義下大量削減社會福利預算，反而讓家庭不再有能力負擔，而社區機構因機構預算考量減少功能，原本的制度分崩離析，這些需要輔導或照顧者開始失去任何庇護所，像多餘的無用之物一般，從家庭和社區被倒出來，四處遺棄，不再有人關心，甚至是假裝不存在。

本書是一本相當難得的書，這絕對不是溢美之詞。

在書的世界，很少有描述精神分裂患者世界的好書，這是不論中文或外文皆然。在中文世界裡，過去精神疾病經驗相關的書，大部分是關於憂鬱症或躁鬱症，〈如《躁鬱之心》、《瘋狂天才》等〉，也就是所謂的情感型精神疾病。相對於這樣的精神疾病，比較屬於認知層面的障礙，也就是精神分裂病，幾乎是沒有。早期曾經出版的幾本精神分裂症相關書籍（如《羅莉的美麗境界》）大多是情感型精神分裂症，而非精神分裂症中最主要也是最典型的退化型或妄想型，直到描述諾貝爾獎得主約翰・奈許的《美麗境界》。只是，電影的《美麗境界》有太多浪漫化和扭曲（包括暗示他太太任勞任怨，其實是不堪其勞而離婚等等），而原著的《美麗境界》卻只是隔著相當一段距離而過度謹慎的觀察。

在本書裡，我們卻看到了不同的情況。

理論上來說，不像憂鬱症或躁鬱症患者，妄想型或退化型精神分裂患者恐怕是沒法現身說法，自己來陳述經歷的一切。他們彷如進入另一世界的旅程，不容易回來了。

然而，本書的作者描述的是他父親，這不只是多一份用心和理解，更是包括作者深入去看自己成長的一切，使得整本書更是難能可貴，可以說是所有的專業人員和家屬都應該好好讀一下。當然，更重要的是，作者的文筆和誠摯，讓這本書成爲所有讀者都必然會感動，從中獲得更多啓示的作品。

這是一本難得的書，我相信，許多讀者像我一樣，會感激這樣的出版。

我在新加坡參加了泛太平洋區關於心理治療的一個國際會議。行程之餘，將這本書的草稿才剛看完就急著推薦給同行的專業朋友。我不太確定國際會議裡我有多少的收穫；卻是確定，這一本書讓我對自己原本以爲熟悉的精神分裂症患者，更是增加了許多認識。

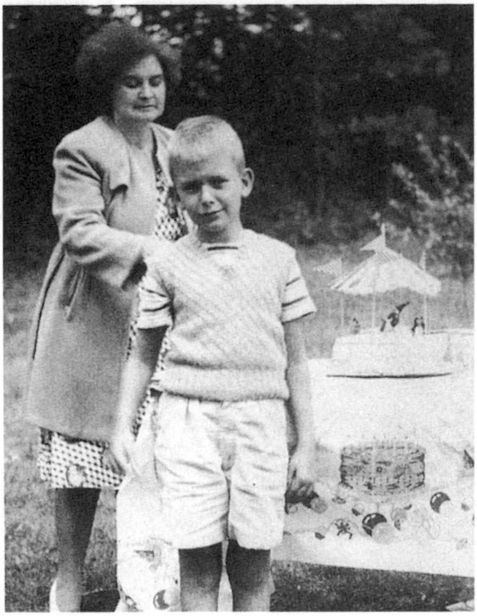

外人

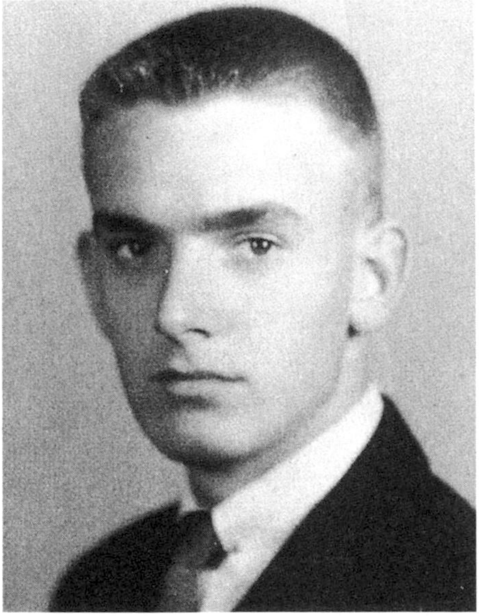

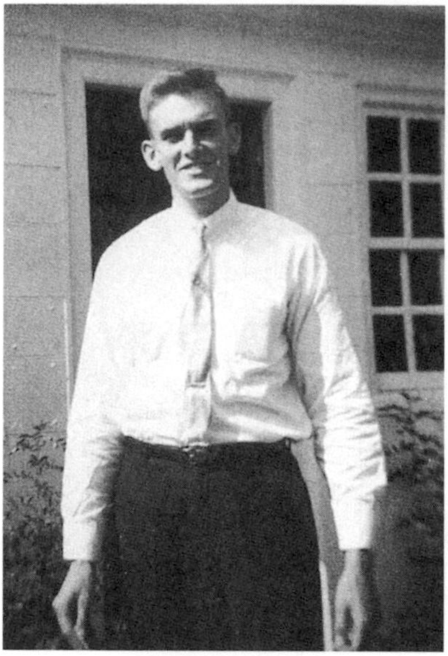

知識守門人

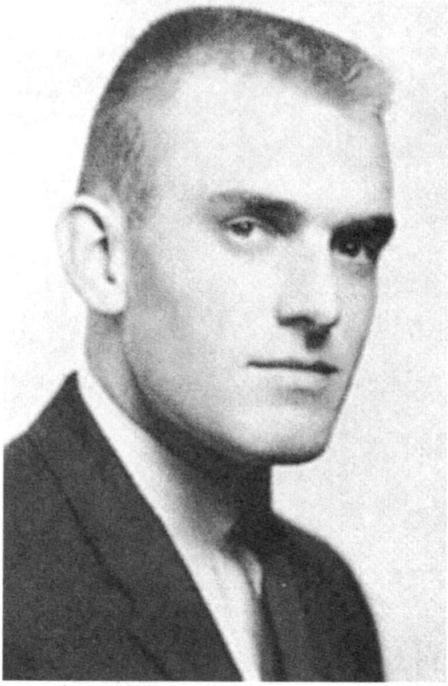

社會學家

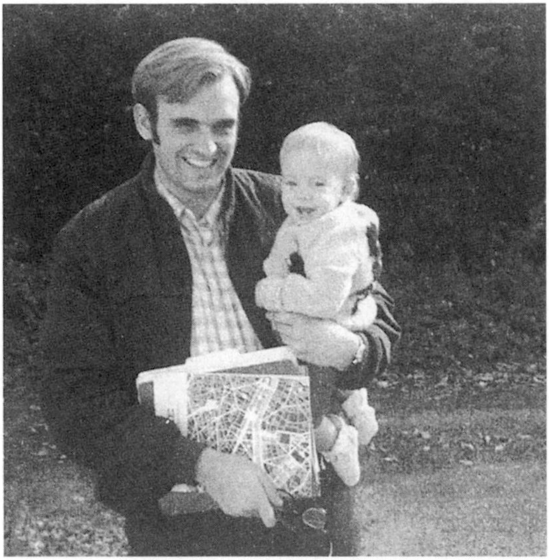

父親

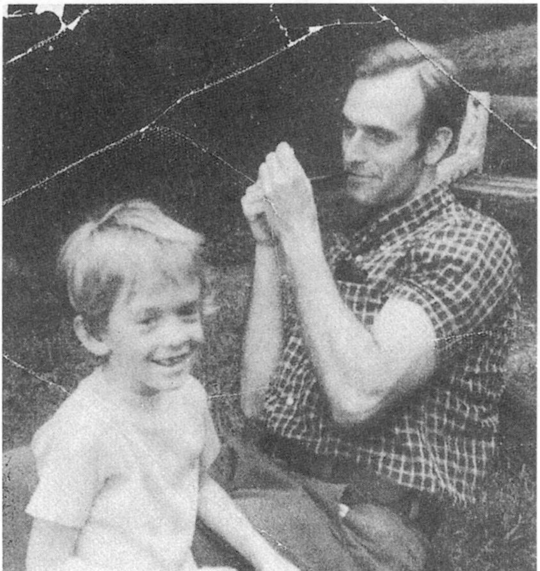

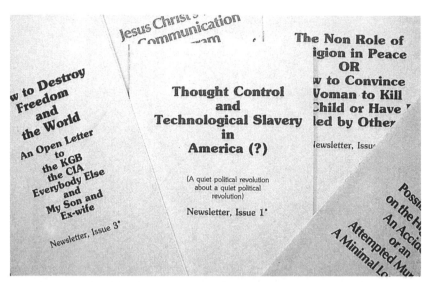

每月一期的研究通訊，中間的是《美國的思想控制與科技奴役（？)》第一期

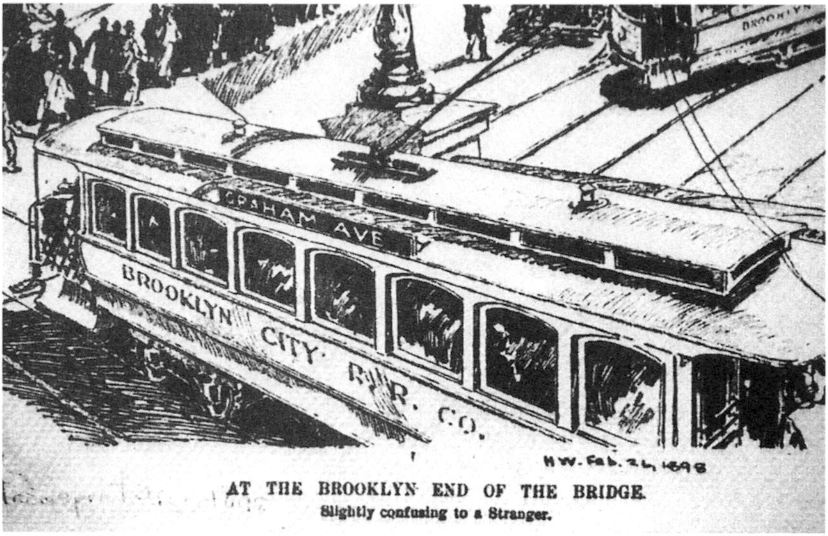

美國賽百味牆上貼的海報，畫下方的標題是：

布魯克林橋頭

異鄉人可能會迷路

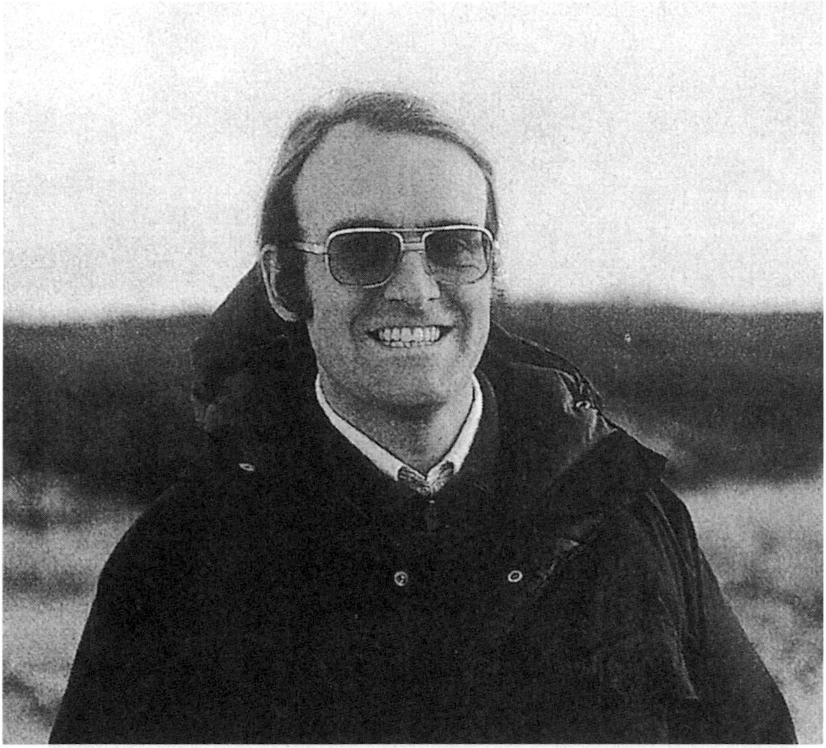

囚犯

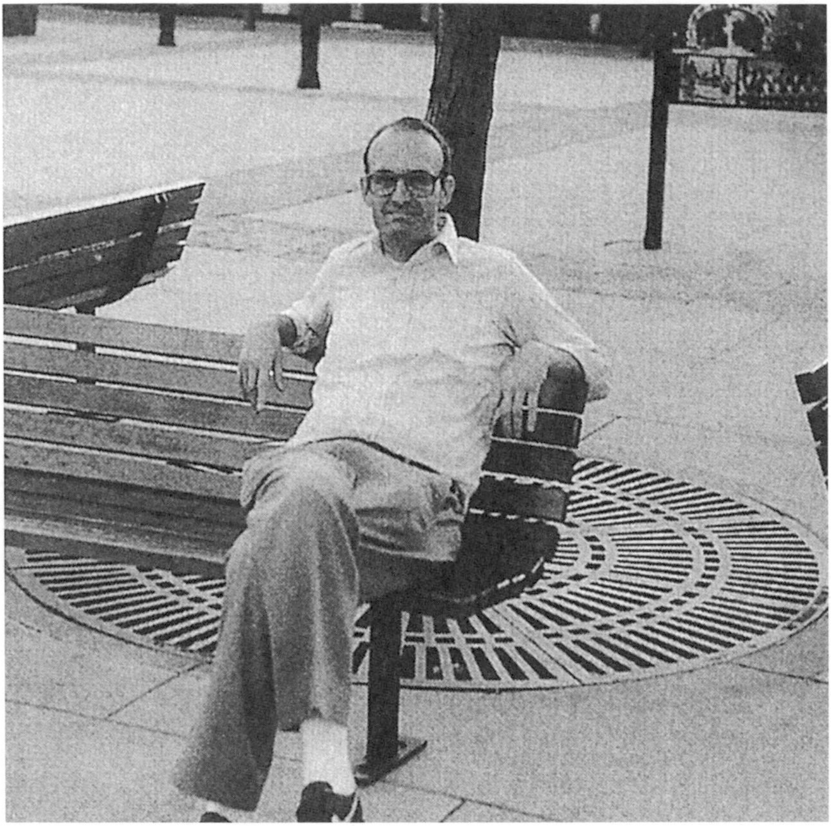

精神分裂症患者

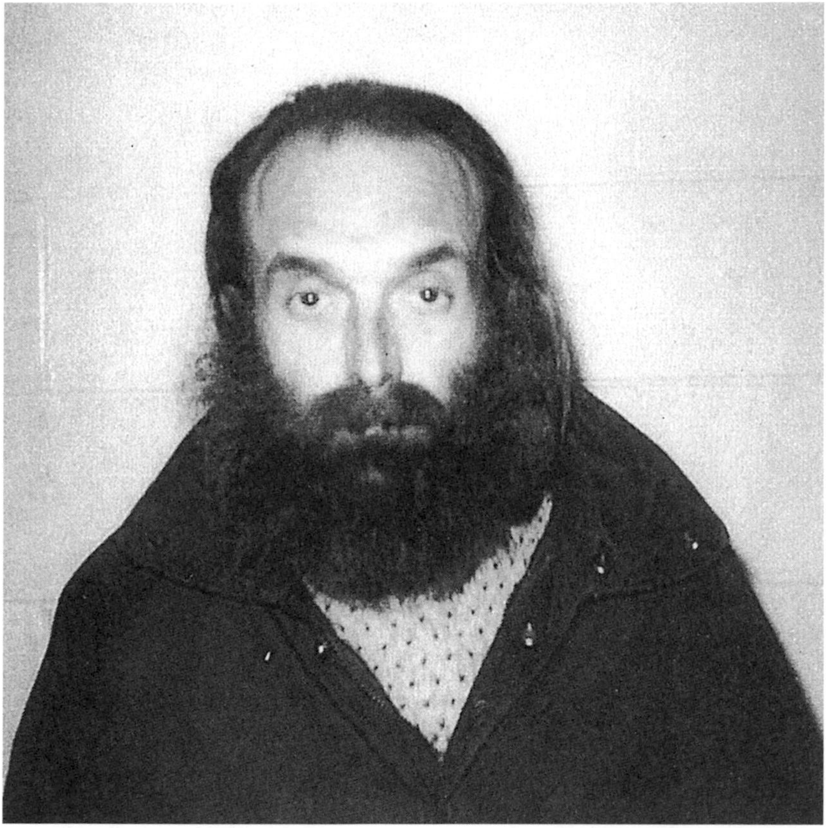

小偷

目錄

推薦序／王浩威 iv
謝辭 6
作者序 7
第一部
遊民 13
外人 33
知識守門人 56
社會學家 70
第二部
父親 83
囚犯 102
精神分裂症患者 127
第三部
異鄉人 153
小偷 181
病人 204
永遠沒有理由放棄 225

本書獻給

查爾斯・威廉・拉胥梅耶（一九四三—一九九五），

以及紐約無數罹患精神分裂症的男女遊民。

他們日日在街頭提醒我，

本書所寫不但是往事，亦是今事。

人生路上會有什麼轉折，所有的人都無能爲力。
在你茫然未知之際，轉折已然發生，
而一旦有了轉折，你就不得不跟著走下一步。
你與你的目標就這樣相隔日遠，
終於永遠迷失了自我。

——尤金·歐尼爾《長夜漫漫路迢迢》

謝辭

我要感謝下列人士，沒有他們的協助就沒有這本書。

謝謝願意告訴我父親往事的，在紐約就認識他的人、在維吉尼亞州認識他的人、在北卡羅來納州認識他的人，以及在佛蒙特州認識他的人。

還有助我度過艱困時期的我母親。本書若有價値，都是承蒙她的支持、鼓勵、誠實和堅強。我妻子克麗思汀娜。她的愛和寬容，讓我重拾對未來的信心。茱莉安娜•貝茲。她的友誼讓我免於重蹈父親的覆轍。喬治和史丹立。牠們讓我知道四隻腳的朋友多麼眞摯。

作者序

本書是我父親的故事，也是精神分裂症的故事。全世界約有百分之一的人口罹患精神分裂症，單單在美國就有兩百五十萬人之多，每年新增病例超過十萬件。發病年齡雖然不太一定，但多數是在十八歲到二十五歲之間，也就是青少年期的末期到成年期的初期之間。此症的診斷涉及一些特定症候群，以及職業功能和社會功能障礙的跡象。很多人把精神分裂症與多重人格異常混爲一談，其實是錯誤的。精神分裂症的病徵包括妄想、幻覺、語言組織障礙、脫序行爲或木僵性行爲（病人面無表情，動作僵硬如木偶）、情緒淡漠等等。大約有三分之一的患者（包括我父親在內）屬於精神分裂症中的妄想亞型，主症狀包括強烈的妄想和幻聽，通常這些妄想和幻聽都環繞著同一個特定的主題，而且對認知功能與情緒功能影響不大。

在所有精神疾病當中，精神分裂症屬於發病期最漫長，也最傷害病人的一類，美國每年有三千名病患死亡，百分之九十三是死於自殺。精神分裂症患者終其一生的自殺成功率超過百分之十，幾乎半數曾嘗試過自殺。患者的死亡率高出一般人口的二到四倍。以經濟層面考量，每年因爲此症的治療、救助、當事人生產力的損失、照護者和相關社福費用，要耗費美國三百二十五億美元。精神分裂症也比其他貧苦病痛更能代表美國都會特色：美國都會區爲數眾多的遊民之中，三分之一不是患有精神分裂症，就是患有情感雙極症（躁鬱症）。

由於罹患此症的關係，患者的社會地位往往比發病前低落。許多當事人無法獲得固定的工作。就算有工作的話，他們所從事的工作，社會地位也低於他們的父母，即所謂「社會階層下移」現象。大多數當事人沒有結婚，許多人的交往圈子有限。多數當事人只隱約知道，或完全不知自己罹病。從許多研究看來，此症的病程因人而異，有些人會惡化或減緩，有些人則長期處於發病的狀態。症狀完全減緩則極爲罕見。

關於精神分裂症的病因有許多相異的理論。但是，各家理論有一個共同點，就是精神分裂症是屬於神經生物方面的疾病，也就是說，主要病因是生物性的，而不是社會性的。主要的療法是影響神經傳導物質的抗精神藥物，合併職能訓練和社會技能訓練，輔以支持性心理治療。雖然過去三十多年來，抗精神藥物的療效大有進步，特別是在治療妄想和幻覺方面；但是療效因人而異，有些人還會出現嚴重的副作用。無論選用哪一種療法，許多當事人還是終身都爲某些症狀所苦。精神分裂症尚無法治癒。

第一部

我們留給後人最主要的遺贈就是回憶。

——查爾斯・拉胥梅耶《美國的思想控制與科技奴役（？）》第一期

遊民

爸爸知道我很害怕，輕聲解釋說，就像我們有時候會在曼哈頓迷路一樣，有時候有些人也會在他們的腦袋裡迷路，走不出來。

我還記得第一次看到遊民時的震撼。那是一九七八年十二月一日，我九歲生日的前一天。那天下著雪，我和爸爸正要去曼哈頓上西城的錄影機店購買八釐米電影。這是一年一度的盛事。每年在我的生日會上，用完午餐和蛋糕之後，爸爸就會在他舖著木頭地板的小辦公間裡架起八釐米電影放映機。六、七個孩子、四下黑暗無光，加上一點想像力，爸爸的小辦公間就能神奇地升級爲老式電影院。我們就在這樣的下午看過《馬戲團》

裡的卓別林、魯格西（Bela Lugosi）演的正宗吸血鬼，或是《大鴉》中的打鬥場面。這些片子在改爲八釐米規格時都縮短了，正好讓我們在天黑之前還能踢一場球賽。每年我父親新架上放映機的片子，就成了我們家的珍藏。

那天我們在店裡花了足足一個小時，在我們最愛的恐怖片區流連挑選，還是無法在《西元前一百萬年》和《科學怪人》之間下個決定，所以最後我們選了《螞蟻雄兵》。我們說好明年一定要挑個喜劇片來看。我們走出店門，發現雪下得還不夠多，還不能打雪仗，所以爸爸問我接下來想做什麼。但他邊問邊笑，因爲他早就知道答案了：時隔二十年，美國自然史博物館仍然是我最愛去的地方之一。

我家住在魏徹斯特和布朗士區邊界的小鎮佩蘭市，南下曼哈頓不過三十分鐘車程，但與爸爸一起進城依然是我童年時期的大事。牽著爸爸的手走在曼哈頓擁擠的街道上，我覺得又快樂又驕傲。我們不是那種沒見過世面的鄉巴佬進城，而比較像是巡視領域的征服者。登上自然史博物館的寬闊門階，我的心臟開始砰砰亂跳。我們經過六十三呎長的獨木舟和船上假的西北岸印地安人，看都不看一眼。我們對世界鳥類和非洲人類也視而不見，直接衝到非洲哺乳動物館，整個下午都在與那些裝了玻璃眼珠的大象標本、獅子標本和羚羊標本互相瞪來瞪去。我當時對於動物極爲熱衷，而爸爸似乎也和我一樣瘋狂。

後來又到了海洋生物館，我在我最心愛的那隻實物大小、懸吊在天花板上的複製藍鯨下面走過來又走過去，決定告訴爸爸一個大秘密：動物和人類比較起來，我比較喜歡動物。我以爲他會嚇一大跳，結果他微笑著親了一下我的額頭，說他自己有時候也這麼覺得。

我們最後參觀的項目很可怕，所以被排除在我的最愛名單之外，但讓人難以忘懷：在模仿海底深處的陰暗光源下，一隻抹香鯨和一隻巨型烏賊正在進行一場殊死戰。我的臉貼著玻璃，告訴爸爸抹香鯨是我最喜歡的鯨類，因爲它們有牙齒。爸爸說他最喜歡座頭鯨，因爲它們會唱歌。我們又看了幾分鐘，然後爸爸說我們該在晚餐前到家。

我們坐地鐵到時代廣場，然後決定不坐轉乘巴士，要走過四十二街去中央車站搭車：我們還沒放棄在路上玩雪的念頭。我們從地鐵站走出來，手拉著手，覺得這一天過得心滿意足。一個遊民忽然就冒出來了。他很高，幾乎和我爸爸一樣高，而且非常瘦。他的頭髮又長又亂，鬍子糾纏在一起，身上的衣服又髒又不合身。他的外套、頭髮和鬍子上都積了一層薄薄的雪。我老遠就聞到他身上的味道了。我本來並不害怕，但後來他對我們開口說話，他的聲音才嚇到我。他口中呼出來的白煙一圈圈飄過來，他的話又快又氣憤。我爸爸一把將我拉開，我根本來不及聽懂他說什麼。

走到街角，因爲是紅燈，我們停下來等著過馬路。我屏住呼吸，下巴壓低，慢慢轉過頭去看。他還站在原地，在飄雪中憤怒地講話、比手勢，好像我們還站在他眼前的地鐵出口，認眞聽他說話似的。我捏了一下爸爸的手，並且往他身上靠，心想還好有爸爸在我身旁。我本能知道眼前的事情很可怕，很不對勁。一個人大聲對著空氣講話，是很不正常的，違反人類行爲的原則：你說話的時候，總是對著某人說話才對。綠燈亮了，我邊過馬路邊回頭。爸爸知道我很害怕，輕聲解釋說，就像我們有時候會在曼哈頓迷路一樣，有時候有些人也會在他們的腦袋裡迷路，走不出來。

自此之後，我每次去曼哈頓都看到遊民。他們的面貌不一，但就像穿制服一樣，都有著粗糙的皮膚、髒兮兮的衣服和糾結的頭髮。久而久之，我的恐懼化爲不耐和漠不關心。遊民從我的意識中悄悄淡出，成爲常識的一部分。遊民就像塞車和計程車一樣，只不過是都市生活的一景，再沒有其他的意義。

一九九五年一月二日，一名五十一歲的男子心臟病發，死於佛蒙特州伯靈頓市教堂街一棟陳舊的二樓公寓內，距離紐約市大約三百哩。房東在次日早晨發現他倒臥於床邊地上，報警處理。警方派了一位警官過去偵辦。檢查過死者之後，這位警官注意到這間公寓十分破敗，不像其他位於伯靈頓市中心的建築。他觀察越仔細，對於死者就越感好奇。牆上霉漬斑斑，地毯骯髒破舊，沒有廚房或爐子，只有慈善商店買來的二手家具。從這些跡象看來，死者極為貧困。奇怪的是，床邊小書櫃上頭整整齊齊擺著一疊履歷表。警官很驚訝地發現死者曾經是一名社會學教授，而且還出版過著作。高學歷人士很少有這樣潦倒的下場。

警官走到臨街的兩扇小窗旁邊，將其中一扇抬高一兩吋，疏散一下房裡滯悶的暖氣。教堂街上人來人往。幾家人拖著滑雪器材慢慢沿街走上來，孩子們興奮地跑來跑去，孩子的聲音隨著冷空氣飄進窗來。窗前有一張簡便的摺疊式桌子，桌上放著幾個中國餐廳外帶的餐盒，四個空啤酒罐，還有一疊拆過的信件。警官查看了一下信件。有五六封是大學寄來的拒絕信，看來死者最近在申請教職。另一扇窗前擺著一張有霉味的扶手椅，椅子前的地板上散落著幾本借自地區圖書館，書名學術味很重的書；一本伯靈頓的導遊手冊，封面是元旦煙火的照片，還有布魯克林理工預校和維吉尼亞州威廉與瑪麗學院的校友通訊錄。

威廉與瑪麗學院的校友通訊錄下面，露出一本活頁筆記本，上面寫滿了不整齊的小字。警官正在翻看筆記本的時候，法醫來了。「完全沒道理，」警官對著法醫說，又像是對自己說：「這樣亂七八糟的地方，和這個人寫在筆記本裡所用的詞彙根本不搭。這麼聰明的人怎麼會搞成這樣？他怎麼會來到我們佛蒙特州伯靈頓市的這間公寓？」

回到警局之後，警官查了一下死者背景。警方紀錄全是一連串的輕罪，諸如非法入侵、店鋪偷竊、吃霸王餐等等。大部分都是在一九九三年冬天的四個月間犯下的。從紀錄上看來，死者的公寓比起前一年他所住的地方已經是大為改善：從一九九三年三月到一九九四年一月，他無家可歸，就住在伯靈頓街上。

警官從檔案中抽出這個人的拘捕照片，不禁大吃一驚。原來這個人就是教堂街上惡名昭彰的遊民，每個在市中心巡邏的警員都知道他。但照片上的人跟教堂街公寓地板上的死者完全不像。照片上的人蓄著蓬亂的深色長髮，亂糟糟的大鬍子，髒兮兮的大衣；但死者鬍子刮得很乾淨，頭髮剪得整整齊齊，穿著便宜但保守的西褲和襯衫，還穿了西裝襪。警官核對了照片背後的資料，以確定這是同一個人。沒錯，兩者都是白種人，棕灰色的頭髮，深栗色的眼睛，身高六呎四吋。所有資料都符合，只有一項例外：死者體重大約是兩百一十磅，照片上的人體重只有一百四十磅。看著這些數字，警官忽然了解，這位遊民在前一年冬天曾經差一點餓死街頭。

當天稍晚，法醫打電話過來，告知檢驗結果：死因是心臟病，自然死亡。接下來要做的工作就是聯絡親人了。死者皮夾中有一張卡片，表示他正接受伯靈頓一個非營利社會服務組織「郝德人道服務中心」的照顧。警官打電話過去，知道死者曾在一九九四年一月廿六日，因爲店鋪偷竊罪被捕之後，被強制送入位於瓦特柏利的佛蒙特州立醫院就醫，入院診斷病名爲「妄想型精神分裂症」。經過治療之後，他的情況穩定下來，於是在十一月底出院。五週後死亡。

聽到「妄想型精神分裂症」這幾個字，種種難解的地方終於有了解釋。多年以來，警官接獲過許多投訴，指控一些有精神疾病的遊民所犯下的輕罪，就像這名死者一樣。

這些遊民在宣稱自己清白的時候，不時也會陳述自己過往的豐功偉業，但警官總以爲這些不過是他們一廂情願的幻想罷了。到了此刻，他才知道這些吹噓故事或許是眞的，才第一次有理由把他們不堪的現況和他們的過往——在他們淪爲遊民之前的過往——連接起來。

郝德人道服務中心的工作人員告訴警官，在死者的佛蒙特州立醫院的心理治療紀錄中，親屬欄有一位表哥克里夫・愛力克森。紀錄中還有一位前妻和一個兒子，但沒有聯絡資料，看來他們已經數年沒有聯絡了。警官於是打電話給克里夫，告知這個死訊，終結此案。克里夫打電話給我媽。我媽再打電話給我。

我父親死時，我住在曼哈頓。曼哈頓是我們父子昔日許多次出遊的目的地，同時也是遊民的大本營。在他的葬禮前夕，我夢到一九七八年首次看到遊民的那一天。夢中，我遠遠看著八歲的自己，獨自站在街角回頭張望。遊民站在地鐵站出口，憤怒地又大叫又比畫，但他不是自言自語，而是對我吼叫。我聽不懂他在喊些什麼，他看起來一點都不像我父親，但我知道，他就是我父親，我也知道他要跟我說什麼。但是我動彈不得，張不了口。我只能無助地站在那裡看著他。這個夢持續了一整晚，他一直努力要告訴我什麼，紅燈轉綠，綠燈轉紅，我依然站在那裡出不了聲。

入睡之前，我強迫自己按照先後順序，重讀一遍這些年來父親的來信。我想從中找到一些可以在喪禮上說的話，也想客觀地思索，這些年來我對我們父子關係的處理有沒有做錯什麼。自從我父母在一九八一年離婚之後，我們父子的關係完全只靠通信來維繫。在那之後，我一共只見過他兩次。他常打電話來，但是他的話既怪異又嚇人，我媽媽不得不廿四小時開著答錄機。她也想攔下他給我的信，但我有時比她早拿到信。我手上一共有廿封信，第一封是一九八二年寫的，最後一封是一九九一年寫的，也就是他過世前四年。

這些信是斷斷續續寄來的，平均每幾個月一封，通常還附有一些奇怪而恐怖的文件，像是他自費出版的小冊子，企圖證明一種全面性的陰謀，目的在於竊取他在社會學方面的獨立研究。像是我父親某晚在酒吧打鬥後，鼻子受傷的拍立得快照。像是色情雜誌上撕下來的照片，上面以手寫註明其中一人是我父親，其中一人是我母親，還有另外一人是他的情婦。信的內容多半是充滿父愛的，但又總會有一兩段話露出他妄想的跡象。我留著每一封信和大部份的附件，但很少回信。

我翻到其中一封信，馬上知道這就是我可以在喪禮上唸的東西。這封信是在一九八六年我十七歲生日時寫來的，這段時期他比較穩定，正在努力重拾事業。

我親愛的納但尼爾：

我寄了一個包裹給你，裡面是我即將在四月完成的研究成果。我想這值得多花幾塊錢，買一個有尊嚴的夢想。這是十三個月才能完成的工作。我已經寄出了一百五十份。如果我今年還沒有找到工作，我會在秋天把這份研究寫成十頁的摘要，連同我的履歷表一起寄出。我今後的策略是，只爲專業期刊撰寫文章，而且我會堅持努力下去。

這就是我要送給你的生日禮物。我希望你從中至少學到一件事：無論環境多麼險惡——我的環境就一直非常險惡——永遠沒有理由放棄，無論你是寫詩或是追求藝術（**作者註：這是我當時的興趣**），或是和我一樣浸淫於高深的學問。我不期待這次寄出的研究會得到多麼熱烈的反應，只要幾封表示興趣的信函，或是有人提供我一個工作就夠了。但是，即使連這些都沒有，我還是永遠會對自己已經盡了全力而滿意。堅持到底，這是最要緊的部分。

你可能會先收到信，過一陣子才收到包裹，因爲我限於經濟能力無法一起寄給你。別忘了，我記得你的生日。

愛你的爸爸

當年我收到信的時候，並不了解我的父親因爲精神問題而面臨的逆境。我只知道他的電話留言和信件所帶給我的困擾。所以我對他的忠告並沒有留下深刻的印象，直到他死後我重讀此信，才深有所感。如果我當時比較知道狀況，我或許會以他的忠告來處理我們的父子關係，善用他顯然思緒比較清楚的階段來重建我們的情誼。但是，我始終無法克服對他的畏懼，或說對他奇異舉止的畏懼。

三年後，也就是一九八九年，父親寫來一封信，信中充滿了情緒化的妄想。我回了一封短信，切斷我們所有的聯繫。我的解釋簡明扼要：「我無法活在你的世界，你也無法活在我的世界。」他仍然偶爾來信，我卻再也沒有回覆過。直到一九九四年耶誕節，時隔五年之久，我才寄了一本我剛出版的童書給他，作為耶誕禮物。我希望他知道，我終於艱難地跨越了我的青少年階段（雖然有點晚，因為我已經廿五歲了），準備要往人生之路出發。我根據他最近一封來信信封上的寄件人地址，寄到新罕布夏州的曼徹斯特。一週之後，我父親死於佛蒙特州的伯靈頓，完全不知道我還惦著他這個人。

我重讀那一落來信的時候，發現其實多數來信的內容我都記得。但是，當我拿起最後一封的時候，我卻完全沒有印象。郵戳是一九九二年十月，寄件人地址是佛蒙特州伯靈頓市西卡街十六號。我整個人呆住了。原來我早就知道他已經從新罕布夏州搬到佛蒙特州，我只是忘記了。要是我記得這個地址，或許他還有機會在死前收到我的禮物。

以後見之明看來，最後一封信的種種跡象，顯示出他正走入人生中另一個更加潦倒絕望的新階段。他頭一次在開頭只綴了「納」，而結尾也只簡單簽了個「爸」，以往的「我親愛的納但尼爾」和「愛你的爸爸」都不見了。他的筆跡也變了，以前整齊細密的小字變得潦草而忽大忽小，反映出他逐日走下坡的心智狀況。他在信中提到附件，說是他最近研究結果的摘要，但是他忘了把附件放入信封。

納：

你或許會對附件感興趣。基於經驗累積的直覺，我用九個月時間就濃縮了廿年的工作。急需三百廿五元。正在研究取得退休金的可能性。澳洲或沙烏地阿拉伯可能有工作機會或資金來源。正在接洽三個本地的工作機會，也聯繫上一個教師協會。無論成不成，計劃在九月前赴加拿大。對於這個國家處理事情的能力已經喪失信心，我可以證明給你看。還是會等工作機會的回音。在佛蒙特大學圖書館完成研究工作。正接洽律師控告曼徹斯特精神醫院。有三個證人，至於可信度，其中一個通過測試，其他兩個也可能通過。還是抓不到中情局、五角大廈或你媽的把柄。如果你對附件有興趣，告訴我。

爸爸寄自伯靈頓市西卡街十六號

佛蒙特州05401

附註：克里夫投資了三百元，我的前房東投資了一千五百元。到一月底前還有兩百五十至三百元可用來吃住。

我父親給我的最後一封信寫於一九九二年十月。五個月之後，他淪爲街頭遊民。我當時不懂他爲什麼提到曼徹斯特精神醫院，或證人的「通過測試」是什麼意思，但我還是看得出來，這封信是在委婉地跟我要錢。在他死後我重新發現這封信時，我很想說服自己，我只領悟了這一點。但事實上，當我重新拿起這封信，我清晰地回想起當年的驚訝之情：我父親竟然跟沒什麼往來的兒子要錢！雖然我當時已經廿二歲，但我從沒想過這表示父親已經身陷泥沼。我長年來只將父親設想爲難以預料，有時怪異的筆友，完全沒有感覺到他是個實實在在的人，是個正在掙扎著重返生命常軌的人。我沒有回信。父親從此再也沒有跟我聯絡。

第二天早晨的葬禮上，我朗讀了父親在我十七歲生日時的建言：「無論環境多麼險惡——我的環境就一直非常險惡——永遠沒有理由放棄。」警官在我父親的公寓發現的大學拒絕信，證明了他在寫下這封信的八年之後，即使在淪爲遊民之後，他都沒有放棄重新振作起來，他仍想重新繼續他的事業。

而我卻沒有及時學到這個教訓。我在他還活著的時候就放棄他了。我放棄了我們的父子關係。儘管現在爲時已晚，我決心要聽從他的話。如果眞的沒有理由放棄，死亡也不成其爲理由。知道父親的死訊，還有他在一年前曾經無家可歸的消息之後，我決心再也不背棄他。我決心找出事實眞相，知道他到底發生了什麼事，以及爲什麼，以回答那位警官所提出的疑問：「他怎麼會來到我們佛蒙特州伯靈頓市的這間公寓？」

那是一九九五年夏天。「遊民」這個字眼不斷在我耳邊嗡嗡作響，我拋棄父親的罪惡感越來越強。我開始觀察遊民。我開始看到遊民一致的風塵、亂髮、鬍子背後，他們個別的特徵，我開始把他們當作個人來看。我開始分辨得出老遊民和年輕遊民，是新來的或是長年的，是癮君子還是精神病患。我也驚訝於爲何每個遊民都歷經了類似的轉變。我想跟他們傾談，從他們身上了解我父親的病，了解他在街頭的日子。

一開始，我被好幾個遊民拒絕：一個奧瑞岡來的中年男人，住在古巴大使館外面的紙箱中，他宣稱自己能跟卡斯楚心電感應；一個羸弱而充滿敵意的女性遊民，每一次都跟著不一樣的男性遊民一起出現，腳步踉蹌；還有一個二十來歲的年輕人，英俊的出奇，每天站在同一個街角對著過往行人說不堪入耳的淫言蕩語。後來，我遇到了蒙面騎士。

他是一個中年黑人，一口斷裂的牙齒，一隻腳是跛的。他在曼哈頓穆瑞丘附近的門廊和走廊已經住了十年以上。有天早上，我在他身邊坐下，我先表明自己的父親也曾是遊民之後，我問他可不可以回答我幾個問題。跟我想找他說話一樣，顯然他也想找人說話。我們很快就成爲朋友，開始每天早上一起在同一個大理石門廊吃早餐。有時我們各付各的，有時我請客。偶爾，他前晚討來的錢有剩的時候，還會堅持請我。

漸漸地，蒙面騎士告訴我他的過往。他一九四〇年代在費城長大，六〇年代初期搬到紐約，想當個小喇叭手。他跟過幾個爵士樂巨星，包括麥爾斯・戴維士（Miles Davis）和約翰・科川（John Coltrane）。他最風光的紀錄就是一九六五年在科川早期的經典「升天」（*Ascension*）中演奏。但是到了一九六〇年代後期，事情開始不對勁了。他開始睡在東村某家酒吧的地下室地板，開始從雜誌上剪下一些不相干的單字或片語，拼貼成一大本。他把這本「書」命名爲《原子科學》（他說這樣聽起來像是別人會讀的書），深信它價值連城，但在他完成之前卻被偷走了。從此之後他開始流落街頭。

一天早上，他喝完一小瓶田納西威士忌樣品酒之後，告訴我蒙面騎士到底是誰。蒙面騎士原來是他小時候很喜歡的某西部片影集中人物。他也無法解釋，但就在一九八〇年代中期，他忽然發現自己眞的成了蒙面騎士。他還神秘兮兮的壓低聲音，說他老婆就是紅衣騎士，另一個西部片影集中的人物。他不能告訴我她叫什麼名字，但她就住在附近，每天去上班的路上會給他一塊錢。他們從來沒有公開談論他們的婚姻，但蒙面騎士很肯定，她知道他們的婚姻關係。

有一個話題蒙面騎士特別不愛提起，就是他的父親。一直到最後他終於和我夠熟絡了，我們才談起來。其實，我們有著出乎意料之外的共通點：我們都是透過父親與父親的缺席，才界定我們自己的認同。

「我不想多講，我只說這一點。我從來不認識我爸。我甚至沒見過他。他被人捅了，就掛了。但他們利用我爸來害我，把我害成這樣子。我只知道，有一天我坐在街角，忽然好像有人拿刀在割我的腳筋。一定是這樣，不然腳筋不會自己斷掉。他們從我屁股這邊一路劃下去，一直劃到腳邊。我爸只要碰我就很痛了。好像哪裡痛，我爸就在哪。但他明明不在這裡呀！這眞是奇怪的地方。我老頭已經在他的墳墓裡面了，但還替那些坐辦公桌的傢伙做這事。我搞不懂爲什麼有人要這樣搞政治。我看這都是錯的。不公平。總統有孩子，有老婆，但他還要害大家。害我，害我的家人。老天，我們快過不下去了，不管最後剩誰，我們快過不下去了。」

每天早上我們在吃早餐的時候，蒙面騎士都會從襯衫口袋掏出一本小小的活頁筆記本，寫下一到七的數字，有時還不只寫一次。像這次他說完政府如何僱用他父親的鬼魂來害他殘廢，流落街頭之後，他寫了一整頁的數字。一方面出於好奇，一方面也是需要時間消化他剛剛說的理論，我問他那些數字的意義。

「我很早就聽說七是個有特別意義的數字。也就是說，從一到七，有氣在運行。如果你遇到麻煩，你從一寫到七，就可以改變那個氣。還有十一，說到死，十一就代表死亡。十一。如果你寫十一，你就死了。七也可以代表快死了。如果我上大號有困難，或喝了酒，或跟人說過話，我就開始寫數字。我通常從一寫到七，但現在我進步了，往往我只要寫到三就夠了，不必寫到七。但政治就不同了。現在的政治眞的很糟。」

他的世界中這套神秘的系統，似乎隱約有個道理。聽他說話，宛如首度踏進荒遠小島上的教堂。你茫然瞪著十字架上的耶穌、聖母雕像、一排排的長椅、燭臺，和聖壇。你感覺它們是有意義的，這個奇異的小世界對於建造這座教堂的人極爲重要，但你就是無法了解。每一個精神分裂症患者的心中，都有一座思緒之城，但除了建築師本人之外，沒有人找得到入口。

蒙面騎士至今仍是我的朋友，他也仍然住在街頭。他那隻壞腳已經截肢了，但除此之外，他還是老樣子。我曾經一度試過要幫他。有一天早上，他提起自己在費城還有兄弟姊妹。我一再勸他跟家人聯絡，但他說不希望讓他們看見自己現在這樣子。「再說，」他語焉不詳地說：「我們家也有問題。」他不願意再多說，但指出他說的問題不只是他父親而已。有一次我建議他去遊民收容中心過夜，不要睡在地鐵站裡面，他說他再也不去收容中心，因爲他上次去的時候，一個工作人員抱怨他很臭。我問他願不願意讓我陪他上醫院檢查他的腳，他說他的問題是政治問題，只要他把氣弄對了，他爸的鬼魂就會立刻離開，他就可以「站起來走出去了」。我沒提過他的精神問題，他不相信自己精神有問題。有一次我說話掃到這個話題，他一個禮拜都不跟我說話。最後，我能幫他的，也是他能幫我的，就是在他身邊聽他說話。

聽他提到家裡有問題的時候，我第一次想到他或許有孩子。他的回答，一如往常，讓我嚇一跳。

「我的孩子就在這裡。我五十四歲了，所以我知道他們就在這裡。但他們出生的方式和一般人不同。他們是透過靈魂生的。我不知道你懂不懂，其實每個家庭都有十個孩子。有些人比較好運，可以上床幹那回事。九個月以後，女人上醫院，抱回一個小娃娃。但是有很多人沒那麼幸運。問題是，只要他們認眞想想，他們就會知道他們也有孩子。他們就在這裡。我要說的是，我也是個人。我或許沒辦法親自做那回事，但我的孩子還是在。我常常在想他們。」

我們談到這裡，我差一點脫口問一個難以原諒的問題：他會不會恨他的孩子背棄他，讓他一個人在街上，掙扎於政府、他父親的鬼魂和他的壞腿之間？但我從他臉上的表情可以看出，他絕對不會恨他們的。他的微笑充滿了父愛與驕傲，言語難以形容。我們倆都該幹活了。那天早晨，我們的早餐如常結束。我們握手道別，蒙面騎士試試他的壞腳，拖著腳往公園大道走去。他要去中央車站等他的太太。如果運氣不錯，他可以要到足夠的錢吃一頓中飯，甚至還能買一瓶威士忌樣品酒，幫他打發漫漫長日。我望著他一瘸一瘸地沿著石板路走遠，上班族大步從他身邊走過，遠方的大飯店和摩天大樓高聳入雲。我心中想著，不知道伯靈頓是什麼樣子。我開始想像站在教堂街上是什麼感覺。在那裡，也曾經有一個遊民以街爲家。

外人

我問他他最喜歡綠木湖的哪一點。他說他喜歡待在外邊，然後說，所以他是個外人。我忘不了他說這話的樣子，因爲我也這麼認爲。外人。他就像是他們家的外人。

父親過世一年後，我第一次到佛蒙特州的伯靈頓，才知道原來遊民並非紐約特產。善普連湖東岸的伯靈頓，位於綠山山脈以西十哩，是附近一帶旅遊的重鎮。人口三萬九千人，是佛蒙特最大的城市。我父親曾沿街乞討並死於斯的教堂街，乃市集坊所在地，位居伯靈頓最熱鬧的市中心。這一條鋪磚的人行專用大道，兩側都是高級商店，大道盡頭是一幢高聳的白色教堂。四季旅客如織，春夏泛舟善普連湖，秋天賞葉，冬天滑雪。

遊人玩累了，都聚攏到市集坊來歇腳。此處也是遊民聚集之所。據估計，全佛蒙特州有六千遊民。這裡川流不息的人潮，以及整條大道上錯落的公園長椅，吸引遊民來此乞討、看人、以及彼此交流。

一九九六年一月，我頭一回走在教堂街上，身邊都是一家子一家子身穿鮮豔風衣，拖著滑雪裝備的遊客。我望著這一路花花綠綠的商家，一股怨懟之氣油然而生：這個戰場怎麼沒有像蓋茨堡或阿帕曼托（Appomattox，南北戰爭結束時，北軍受降的法院所在地）矗立的紀念碑？就在此地，曾經有一個人，勇敢向入侵的心癌宣戰，掙扎保有自我。這不也是一場慘烈的大戰嗎？這時我猛然醒悟，這場戰役其實尚未結束。在一家裝潢頗有品味的酒吧兼快餐店「綠寧思」對面，一方公園椅上正坐著一位亂髮蓬鬚的男人，一面抖抖索索地抽著煙，一面自言自語。過往行人要不是視而不見，就是一副心知肚明，不干我事的表情。我幾乎有一股衝動想要在他身邊坐下，問問他父親、氣和十個孩子的近況，但我最後還是沒有駐足。

我繼續沿街往教堂走，希冀能在路上感覺到什麼，或是發現我父親的蛛絲馬跡，終歸徒勞。我手插在大衣口袋中，手裡捏著一張我最心愛的父子小照，是在一九七〇年代末期照的。照片中的父親坐在一張公園長椅上，英俊而自信，嘴角掛著一抹笑意，正在點煙斗。我在前景對著鏡頭咧嘴傻笑。這張照片最能看出我們所失去的一切，以及我們本該擁有的一切。

伯靈頓商場門口，一個大約年近三十的年輕人，穿著髒兮兮的軍裝和破了口的灰白套頭衫，激動地一個人又說又比。人潮自動避開他方圓好幾步，彷彿他的體型有常人的五六倍。我隨著人潮經過時，他注意到我在看他，身體忽然僵硬了起來，讓我覺得自己似乎不智地闖入了他的戰場。他直直盯著我，就像我開口叫了他的名字似的。我埋頭往前走，克制自己不要回頭察看他是否還在看我。我自言自語：「你也有可能會是他。」

走著走著，我開始覺得對這個地方比較熟悉了，也覺得自己不那麼像個外地人了。之前，調查我父親死因的警官曾告訴我，我父親生前常待在綠寧思。我還沒走到這條路盡頭的教堂就打住了，一回頭進了綠寧思。從酒吧的落地窗望出去，滿面鬍子的遊民仍然坐在公園椅上，正望著酒吧裡面。

我轉身和酒保攀談，說明我的來意。他和我後來在伯靈頓遇到的幾位中年人很像：矮矮胖胖，留著一臉醒目的捲鬍子。他在綠寧思已經十七年了，而且就和多數酒保一樣，習慣和熟客天南地北聊聊。我們聊了幾句，後來我問他是否記得一位叫做查爾斯・拉胥梅耶的客人，他說沒聽過這個名字，還探頭問了旁邊一位熟客有沒有聽過。那位客人搖搖頭。於是我拿出那張父子合照給他們兩人看，並且描述我父親在一九九〇年初期可能的樣子。酒保盯著我，仔細看過我的長臉、高額和微突的下巴，忽然想起曾經有過一個他不知道名字的常客。

綠寧思是每天早上這條街上第一家開門的店，我父親通常每個禮拜都至少會進來一兩次。一九九三年春天他剛出現的時候，他總是坐在靠窗的位置，一坐就是好幾個鐘頭，望著外面的街道出神，偶爾也會拿出一本活頁筆記本來寫東西。他總是點一樣的早餐：雞蛋、咖啡、一兩罐百威啤酒。酒保說：「我們早上本來是不供應酒精飲料的。我想，他會進來，而我們也讓他點餐的原因是，他穿的蠻規矩的，不像是壞人。他不是那種牛仔布啦，皮衣啦，滿身刺青的類型。他總是穿西裝褲，皮鞋，有領襯衫外面套一件毛衣。」打從一開始，酒保就懷疑過我父親是遊民，但看他的穿著打扮，加上他常用信用卡付賬，又讓人有點疑惑。過了幾個星期，事態越來越明顯：這個新客人的確是遊民無誤。「時間越久，他的樣子越糟糕。一開始的時候，他的頭髮和我差不多。到後來，他長髮披肩，滿臉鬍子，指甲也又長又髒。」

我父親的樣子開始讓服務生覺得害怕，所以酒保就請我父親坐到吧台來。儘管吧台氣氛親密，他卻從來不與別人聊天，總是孤零零的一個人。「我從來沒見過他和別人說過話。」酒保停了一下，挪了一下位置，好讓他的熟客可以加入我們的對話。「那幾個月之間，我們總共就只說過一次話。我不得不說說他。他坐在我吧台的位子上，自言自語個不停。吧台上還有別人，大家都不太自在，所以我只好過去跟他說：『嘿，別再跟自己說個沒完了。』他說：『我沒有在跟自己說話，我是在跟我媽說話。』所以我就說：『就算是吧，你繼續跟她說沒關係，但拜託別動你的嘴巴。』他真的就停了，沒再說下去。他安安靜靜喝完啤酒就走了。」

酒保微笑起來，聳聳肩膀。故事結束了。在場的熟客也報以微笑，他們以前就聽過這個故事。我謝謝他，走出了綠寧思。茫然間我不知何去何從，順勢坐在綠寧思對街的長椅上。剛才那個遊民已經走了，我就學他的樣子看著綠寧思。過了好幾分鐘，我才發現正在下雪。我強迫自己不去想父親變成遊民的模樣，專心想著一件事：爲什麼他在祖母過世廿年之後，還會聽到她的聲音？我很確定的是，在我父親生命的末期，他一直沉溺於他的過去：警官在他房間就找到了他的大學和高中校友通訊錄。問題是，他在找什麼？校友通訊錄比較容易解釋：他想儘可能擴大工作機會的網絡，而且想要聯絡那些早就認識他的人。但這不足以解釋祖母的聲音。

雪停了。觀光客來來往往，驚起一群鴿子飛過教堂街，一陣吵嚷拍翅的聲音。綠寧思的客人越來越多，午餐時間近了。我試著以父親的眼光來看眼前的人事物，卻辦不到。坐在小教堂陰影下的長椅上，我清楚知道自己完全無法了解他的世界，以及那個世界中的神秘符號。幻聽是精神分裂症的重要病徵，因此他會聽到聲音並且「自言自語」並不出奇。但我還是忍不住自問，爲什麼他的幻聽是以他母親的聲音出現？這有什麼特殊的意義嗎？

最後，我實在想不出答案，只好回到我的車上。我心裡很清楚，如果要了解我父親的遊民生涯，出發點並不是他離世的佛蒙特伯靈頓，而是他出生的紐約布魯克林灣脊區。

小時候在佩蘭市，我總是儘可能少去地下室。如果要洗衣服或是拿腳踏車，我總是心驚膽跳，速戰速決，不敢亂看。沒怎麼裝潢的地下室很陰冷，光源只有一個孤零零的電燈泡，照不到的地方一片漆黑。我倒不是怕黑，而是我們家的貓曾經誤食鼠餌，躲在地下室的暗處等死。自此之後，我總是把地下室和死亡聯想在一塊。因此，我祖父在一九七九年過世之後，我父親把他的遺物堆在地下室，似乎也是順理成章的事情了。比祖父早四年過世的祖母，遺物也一樣堆在地下室。

那棟房子還在我們家名下。我從伯靈頓回來之後的隔天，就搭火車回到佩蘭市，直奔家裡的地下室。祖父母的遺物一箱一箱疊著，和我童年的一些棋盤遊戲堆放在櫃子深處。我一邊翻找，雙手開始顫抖：童年的恐懼感揮之不去。箱子和櫃子背板間塞著兩個牛皮紙袋，我更是怕得幾乎不敢看。紙袋裡面各有六個空的啤酒罐，還聞得出淡淡的酒味。想到父親離家這麼多年了，現在竟然還翻出他當年偷偷酗酒的證據，實在不可思議。我不禁覺得自己好像盜墓者似的，慌忙把紙袋塞回原處，繼續搜尋箱子裡的遺物。

借著光禿禿的電燈泡，我讀著泛黃的信件和電話簿，看看照片上我不認識的親戚，檢視祖父從二次大戰中留下來的紀念品。空氣中滿是灰塵和老人家的氣味，越來越滯悶，就像祖父母位於布魯克林的公寓一樣。那裡到處都是易碎的小擺設，所有的家具都套上塑膠套，電視總是開得太大聲，實在不是小男孩喜歡去的地方。祖父母過世的時候我還太小，對他們沒有什麼印象。我看到照片可以認得他們，但沒有太多的感情，只有一種不太自在的感覺。

我把東西放好，拿了電話簿和信件回到曼哈頓。接下來的幾天中，我按著電話簿上的號碼一個一個聯絡，但是都沒有人記得他們。我去了灣脊區一趟，也在布魯克林當地的報紙上登了幾天尋人廣告，一樣沒有下文。時間已經過太久了，布魯克林早已遺忘了拉胥梅耶一家。我認識的人當中，現在只有一個人可以告訴我父親的成長過程了，就是他的表哥克里夫，也就是警官第一個通知死訊的親人。自從十五年前我雙親離婚之後，我就沒見過這個表伯父了。但我現在急著見他，因為他是我父親病發以後，唯一還跟他保持聯絡的親戚。

一個星期之後，我坐在克里夫家的客廳，看著歲月在他臉上留下的痕跡。他和我記憶中相去不遠，家族特徵明顯：長臉、線條分明的下巴和高額。我從小就覺得在他身邊頗不自在，現在以成人的眼光來看，終於知道箇中原因。他的好意微笑、平和有度的言談，看起來並不像是本性的自然流露，而比較像是努力自持的表現。尤其是他的臉部每隔一陣子就會抽動，更是加深了這種印象。克里夫和他弟弟喬爾年紀很小的時候，他們的母親（也就是我的姨祖母）就過世了，兄弟倆從此由我祖父母撫養長大。如今喬爾也已經過世了。我和克里夫一邊談著父親幼年往事，一邊好奇著，不知道在拉胥梅耶家長大，對克里夫又造成了什麼樣的影響？

我祖母桃羅蒂亞・卡帕斯，小名桃蒂，於一九〇五年出生於布魯克林，在三個孩子中排行老么。她的父親是個麵包師傅，母親據說是德國貴族之後，可惜這位馮・辛德勒伯爵在十九世紀末期因爲家道中落，而把自己的祖傳頭銜給賣掉了。桃蒂高中畢業之後就開始當秘書。她長得不錯，但是體重過重，一頭鬈髮又不加整理，整個人看起來有點邋遢。她的臉也會緊張性地抽動，偶爾還會咬牙。

總而言之，桃蒂很不容易相處。她很高傲，總是一副冷漠的樣子，對於身邊的人極端多疑。克里夫提到一個場景，正好可以說明一九五〇年左右她與旁人相處的模式：「我們正在爬樓梯要回家，一個鄰居轉頭問桃蒂：『孩子們今天好嗎？』結果桃蒂說：『你說孩子們今天好不好是什麼意思？難道他們昨天有什麼不好？』桃蒂就是這樣超敏感。」

我祖父威廉・拉胥梅耶生於一九〇六年，父母是藍領階級，住在布魯克林綠角區一戶沒有暖氣設備的鐵路公寓。威廉不高，肩膀也不寬，鼻子很大，一副樂天知命的笑容，他說這是因爲愛爾蘭血統的關係。他十四歲就離開學校開始打零工。一九三二年，也就是他與桃蒂結婚的那一年，他開始在布魯克林聯邦瓦斯公司工作，一做就是四十年。接下來的十七年當中，他陸陸續續花了十五年的時間上夜校，最後拿到了一個MBA學位。從他們交往期間以及二次大戰期間的通信看來，威廉是個被動的人，個性溫和，有宗教傾向，而且深愛他的妻子。

他們婚後十年，才生下獨子查爾斯。當時他們住在布魯克林灣脊區一套小小的單房公寓，距離漢彌爾頓堡和拉法葉堡都不遠。威廉三十七歲，桃蒂已經三十八歲。根據家族傳言，桃蒂有某種無法懷孕的「生理狀況」，到一九四〇年左右，她割掉盲腸之後才能夠懷孕生子。但是，從桃蒂對兒子的態度看來，這孩子有可能是意外懷孕，而有關她「生理狀況」的傳言，可能只是爲了撫平旁人對於她不想要孩子的疑慮——當時的人還無法接受竟然有女人不要孩子。

查爾斯出生才三個月，威廉就被徵召入伍，加入二次大戰。從此查爾斯就長住在桃蒂的姊姊法蘭西絲家裡了，表面上的理由是爲了讓桃蒂能繼續工作。法蘭西絲和桃蒂住在同一棟公寓裡，也是單房的單位，家裡有先生和兩個兒子，就是克里夫和喬爾兩兄弟。桃蒂每天在姊姊家吃飯，也只有用餐時間會見到自己的兒子。令人奇怪的是，一直到一九四五年威廉退伍回家之後，查爾斯也還是住在阿姨家中。查爾斯根本就叫法蘭西絲「媽咪」，而叫自己的媽媽「桃蒂」。顯然，桃蒂已經打算把兒子長久讓姊姊來照顧了。

沒想到，到了一九四七年，法蘭西絲竟然在盛年因心臟衰竭而過世，打亂了這樣的安排。法蘭西絲的丈夫本是個酒鬼，經常好幾天不回家，這時也就再也不回來了。桃蒂和威廉夫婦只好把查爾斯和法蘭西絲的兩個兒子一起帶回家，當時克里夫十歲，喬爾五歲，查爾斯四歲。一家五口全擠在一戶小小的單房公寓內。雖然情勢大變，但是桃蒂仍然拒絕擔任母親的角色。桃蒂和威廉從來都沒有在法律上認養克里夫和喬爾，而且也還是要查爾斯叫她「桃蒂」而非「媽咪」。三個男孩彼此之間的關係因此也一直不明朗，他們終其一生，不知他們該算是親兄弟還是表兄弟。

克里夫說，新的家庭重擔對桃蒂有很大的影響。「她從來沒當過媽媽，結果忽然間要同時照顧三個孩子。事實上，在我母親過世後不久，有一段時間，桃蒂完全不吃東西。她消瘦得很厲害，看起來似乎也要跟著姊姊一起走了。」還好，法蘭西絲在過世前不久，曾經介紹妹妹去一個宗教團體，就是「基督教科學箴言會」(Christian Science Church)。桃蒂在姊姊過世和家庭重擔的雙重壓力之下，開始定期參加這個教會的活動，通常都帶著三個孩子一起去。威廉是一個虔誠的天主教徒，但對於太太突然改信基督教並沒有什麼異議，大概覺得基督教科學箴言會和天主教還是有表面的相似之處吧。克里夫至今仍虔誠信仰基督教科學箴言會，他認爲「是基督教科學箴言會把桃蒂救回來的。」

一八七五年，基督教科學箴言會創辦人瑪麗・貝克・愛迪 (Mary Baker Eddy) 出版了一本名爲《科學與健康》的書，立下了該教派的里程碑。在這本書中，瑪麗解釋了基督教科學箴言會的兩大信條：第一，物質世界並不獨立存在於我們的感知之外；第二，我們對物質世界的感知是妄念、是罪惡，只會誘引我們遠離道德生活。我們的軀體、頭腦、身邊的世界、生、死，皆是虛妄，阻擋我們與基督教科學箴言會所謂的「神靈」合而為一。基督教科學箴言會主張，只要我們相信生老病死皆不存在，就可以治癒所有疾病，停止老化，甚至不死。該教派相信，就是因為有病老死諸妄念，才造成我們經歷這些表象。他們宣稱，耶穌是第一位基督教科學箴言會信徒，聖經所記載的神蹟，就是此會的最佳例證。

基督教科學箴言會的思維中，隱然有一絲狂妄自大的傾向，可能就是這一點吸引了桃蒂。當然，吸引她的還有神蹟的說法，以及與基督教的聯繫。姑且不論教母瑪麗的奇特身世，看她如何解釋她自身的老化跡象就頗有意思了。當然，她不能說自己的老化是由於信心不足，因此她歸咎於「邪惡的動物磁性」。動物磁性說是當時另一種盛行的另類療法，認為人類潛在的催眠力可以用來治療旁人。瑪麗相信動物磁性的運用本無善惡。

然而，在《科學與健康》中，有一章叫做「動物磁性揭密」，就流露出幾分妄想的意味：「良善的動物磁性正在消退，邪惡的動物磁性正在滋長。隱藏在人類思想中暗處的罪惡，日趨精巧複雜。現在，運用動物磁性的手法如此高深，巧妙地陷我們的時代於懶散無為，麻木不仁，正符合罪惡所需。」瑪麗相信，邪惡的動物磁性足以傷害基督教科學箴言會的成員，減弱後者自療或助人的能力，甚至可以謀殺。她自己的老化和病痛，就是這些「精神刺客」所害。甚至於，雖然她的第三任丈夫死於心臟衰竭，她卻堅信兇手正是「精神刺客」。一八八二年，她寫了一封信發表在《波士頓郵報》：「外子之死，實肇因於惡意的催眠術……我深知他是遭毒死的，並非世間的毒藥，而是催眠毒藥。」

如果說基督教科學箴言會眞的救了桃蒂一命，也不是以克里夫所相信的方式。桃蒂奇特的想法，旁人會認爲是精神失常的徵兆，基督教科學箴言會卻不以爲異。因此她在教會環境中，得到所需的社會認同。她一旦能夠說自己異於常人的人格特質是宗教信仰的一環，她就能夠逃離自己不符社會期待的壓力。

桃蒂不只是讀讀《科學與健康》就算了。一九四七年以後，她在生活中的每一個層面都力行該會教誨，也深刻影響了她的家人。威廉因爲信奉天主教，比較不受影響，但三個孩子卻被迫在成長過程中，以一套否認外界現實的繁複妄想系統，來取代他們對世界的親身感知。

我只聽父親提過一次基督教科學箴言會。我在一個朋友家用餐的時候，他的父母一直堅持我的手肘不能靠在餐桌上。回家以後，我問父親爲什麼。他說，各樣的父母有各樣信仰理念，教養孩子的方法也各自不同。接著他就講了一個他小時候的故事來做例證：他小時候，有一次在桃蒂面前摔了一跤，膝蓋擦破了皮，他哭了。但桃蒂完全沒有安慰他，只是瞪著他看。最後她說：「你什麼事也沒有。你只要一直想著，你一點事也沒有，傷口就會不見。」他舅舅佛萊迪聽到孩子在哭，過來幫他清理了傷口，但是桃蒂叫他不要干涉，還一直對我父親說：「傷口會不見的。你只要一直想著傷口不存在，傷口就會消失。」我問父親爲何祖母都不肯幫他，他說這是因爲她信仰基督教科學箴言會的關係。

克里夫和喬爾都接受了基督教科學箴言會，只有我父親不肯相信。桃蒂越來越偏執於信仰，我父親的固執讓他在家中日形孤立，但又逃不開基督教科學箴言會。克里夫說：「他小時候沒有什麼家庭以外的活動。我們是非常緊密的小家庭，孩子都沒有什麼機會參加家庭以外的活動。」父親因應之道，就是退居自己的想像空間之中。他從很小的時候，就會坐在床上好幾個小時，用一隻手套著襪子假裝是打仗的騎士，自己編故事自娛。他在學校中也常編故事嚇老師和同學。克里夫記得，「有一次查爾斯說了個紅老鼠和他的冒險故事，把一個老師嚇壞了。老師說這一定不是眞的，但其實是眞的。只不過那隻老鼠是一隻橡膠老鼠罷了。」

我坐在克里夫的客廳聽他憶往，腦中不斷想著我小時候父親說的那個故事。我開始有些瞭解，父親的童年如何深深受到祖母宗教信仰的影響，這與他在祖母死後多年，還在伯靈頓聽到她的聲音必有關聯。但是，眼前的克里夫真心信仰基督教科學箴言會，讓我很難說什麼。在我道別之前，我還是鼓起勇氣問了他，他對我父親的下場有何看法。如我所料，他說這是個人的墮落，包括自大與酗酒等等。他說，多年以來，他試過好幾次要帶領我父親重回基督教科學箴言會。他始終相信，基督教科學箴言會能夠治癒我父親。

父親的童年生活中，最快活的要算是夏天了。每年夏天，拉胥梅耶一家都會離開布魯克林，和桃蒂的哥哥佛萊迪全家一起渡假，地點是佛萊迪位於貓溪市靠近綠木湖的一處產業，原來是供膳的小旅館改的。我向克里夫告辭的時候，他建議我聯絡佛萊迪的孫女瑪麗蓮，她當年也都一起在綠木湖畔避暑渡假。這是我第一次聽說瑪麗蓮這個親戚。

我一到家就立刻打電話找她，一方面是急於知道父親的童年生涯，一方面也是因爲佛萊迪一家並不信基督教科學箴言會。

我本以爲她和父親長大之後就沒有再聯絡了，但她卻告訴我，一九八六年，他忽然打了一通電話找她。這時距離他們上回見面已經有廿五年之久了。他們愉快地回憶綠木湖畔的日子：他們每天早餐之前都去游泳，下午則窩在山坡上瞪著小時候看起來很遠的山。在他十二歲，而她九歲那年，他們在一間小屋後面嘗試初吻，結果卻被一群蜜蜂追著跑出來。三十年彈指而過。他們一想起家人用泥巴敷滿他們倆全身消腫的情境，就忍不住開懷大笑。查爾斯的笑聲，讓小時候曾經愛過的小男生又回到瑪麗蓮的眼前。

綠木湖畔的夏天，讓查爾斯首度有機會跨出家庭的陰影。他似乎每一年都在綠木湖找到一隻新的流浪狗，而這隻狗也會忠心耿耿地陪他一個夏天。他喜歡帶著狗漫步在湖畔的森林中，瑪麗蓮也常常跟著一起去。查爾斯對森林瞭若指掌，他知道所有樹木和岩石的名稱，以及每件他找到的化石的歷史，他也很喜歡充當瑪麗蓮的嚮導。瑪麗蓮說，他們走的越遠，查爾斯就越輕鬆快樂。「他跟他家中其他人都不一樣。他很好心，精力充沛，而且比我們其他人都愛好思考。我記得有一次我們坐在山上，大概是最後那一兩年在那裡渡假吧，我問他他最喜歡綠木湖的哪一點。他說他喜歡待在外邊，然後說，所以他是個外人。我忘不了他說這話的樣子，因爲我也這麼認爲。外人。他就像是他們家的外人。」

從一九八六年那通電話之後，查爾斯每年都會打一兩次電話給瑪麗蓮。瑪麗蓮感覺得出來，查爾斯過得並不好，因爲他怎麼談都是談過去的事。瑪麗蓮感覺查爾斯孤寂鬱悶，也開始懷疑他有酗酒問題，因爲他們家族中不乏酗酒的成員。後來的一次電話證實了這番疑慮：從電話中他聽起來感冒了，瑪麗蓮就叮嚀他吃好一點，結果他說冰箱裡只有啤酒，別的都沒有。

但是瑪麗蓮並沒想過還有酗酒以外的問題。一直到一九九三年一月，也就是查爾斯淪爲遊民的三個月前，他們最後一次通電話。電話快講完的時候，瑪麗蓮忽然就知道查爾斯瘋了。「不知道爲了什麼，他想送我一份大禮，好像他欠我什麼似的。我說：『你到底在說什麼？』他說：『妳想不想見見總統？』我說：『查爾斯，你這是在說什麼？』我他說：『你要知道，我可以叫總統飛過去見妳。我希望他見見妳。妳想不想見他？』我說總統可能太忙，但他還是說個沒完。最後，他說他還會再跟我聯絡。從此就沒消息了。」

當晚，我反覆想著瑪麗蓮的話，父親在淪爲遊民前的幾個月，的確觸及過往。事情越來越淸楚，他在祖母身後廿年還聽到她的聲音，絕非偶然。我猜想著他和瑪麗蓮一起回憶綠木湖往事的心情——那是好久好久以前，他還有光明未來的日子。又想到他提到總統一事，我也在猜測，他放棄了幼年時週遭的一套偏執妄想系統，日後卻又擁抱了一套更加特異的妄想系統，可能也其來有自。

查爾斯讀了九年的一〇四公立中小學，一九五七年畢業之後，獲得理工預校的全額獎學金。這是一所灣脊區的私立高中。一九九六年春天，我去了他的第三十五屆高中同學會。我胸前掛著名牌，頭戴三十五週年同學會的棒球帽，一個下午都在校園裡晃盪，遊走於櫻花樹下和茂密的草地間，看到相同打扮的人就前去問訊。校方已經和查爾斯的同學打過招呼，說明我會到場的緣由，因此雖然我的出現與同學會懷舊的溫馨氣氛不大搭調，他們還是對我很客氣。

理工預校讓查爾斯得以一展過人的才智。他成績優異，顯露對學術的熱愛，但始終維持一種局外人的態度。一位同樣拿獎學金入學的同學對我說：「我和查爾斯都是讀公立學校的窮孩子，同學都比我們有錢多了。所以，有一段時間，『我們』和『他們』是壁壘分明的。我想查爾斯很喜歡將自己的成績保持得很好，不只是因爲功課好很重要，也是因爲這等於是在有錢小孩的地盤上打敗他們。」看起來，查爾斯越來越耽於格格不入的感覺，喜歡自覺與眾不同。他沒有要和理工預校的學生打成一片，他樂於當一個局外人。

進了高中的查爾斯首度感覺到，確實有一個世界，存在於瑪麗・貝克・愛迪所謂的「眞實」之外。生平第一次，他不必處處壓抑自己的想法和理念，只要好好讀書，展現過人的學習能力就好了。受到環境激勵的查爾斯，開始以批判性的眼光檢視自己的家人和他們的信仰。當時高中還沒有開社會學的課程，他就埋首在圖書館裡面，研讀了每一本與家庭問題相關的心理學和社會學著作，試圖分析自己家庭成員間互動的模式，同時加強保護自己的能力。一個稚嫩的社會學家就這樣誕生了。

我從伯靈頓回來之後，在佩蘭老家的地下室找到一個檔案箱，裡面有父親所有早期的學術著作，包括已發表和未發表的。我開始逐一閱讀。我發現他在研究所階段就已經寫了一本書，書名爲《人類行爲之解釋》，提及了當代社會學研究方法的不足。其中一個段落特別可以看出，他年輕的時候如何努力地想了解自己家庭的問題。在討論社會行爲的解釋時，他假設理論提出者不只是研究者，也是參與者，有什麼樣的方法可以測試效度：

假設你父母嚴苛而難以相處。你早就知道這一點，但因爲你以爲父母還是會爲你好，所以你一直都願意犧牲。然而，從一些蛛絲馬跡上面，你開始懷疑父母有可能是全然自私的，他們只一味要求你犧牲，但從來不願意爲你犧牲。爲了要測試這個論點是否正確，你設計了一個情境，要求父母爲了你的利益而犧牲。舉例來說，你大哥每年聖誕節都會帶著大嫂和孩子一同返家過節。每年這五天期間，你都心甘情願讓出自己的房間，給他們一家人睡，自己睡客廳地板。但是你決定今年聖誕節要測試你的假設，所以你拒絕讓出自己的房間，也不願意睡地板，以觀察父母的反應。你希望父母會尊重你，讓大哥一家人去住附近的旅館，他們當然多少會有些不情願，但最後還是會照做。然而，如果你的假設無誤，父母不但不會這樣做，反而會越來越凶，只要你不聽他們的話，他們的要求就越來越嚴苛。他們不會退讓，而會運用所有的壓力來迫使你屈服。做爲實驗設計者，你必須決定測試的程度與成果如何驗證。

毫無疑問，查爾斯當年自己就試用了這個實驗，而已育有兩個孩子的克里夫正是實驗中的大哥。查爾斯的結論是：「實驗設計者必須依照自己的假設來控制自己的反應。也就是說，他必須願意而且能夠很快改變自己的行爲與反應。正常人很難做到這一點。」

最後這句不無自負意味的話倒是說對了。當然，查爾斯這裡的「正常」是「一般」的意思，而不是「不正常」的反義詞。但是，以自己家人作爲社會學實驗的對象還是相當不正常的做法。查爾斯會設計出這些實驗，並不是他自己不正常，反而可以說是，一個聰明的孩子面對惡劣環境時，相當有創意的回應方式。然而，把自己的日常應對全當作是一系列的實驗，遊戲規則又勢必不能讓對方知道，還是有可能引發相當的混淆與壓力。以家人爲實驗對象尤其如此。

查爾斯與家人的鴻溝日深，於是在理工預校高二的暑假，他沒有回到綠木湖畔跟家人渡假，而是在緬因州達瑟特市的瓦沙基夏令營打工，在廚房洗碗盤。當地是緬因州中心一個人口約五千人的小市鎮。克里夫和查爾斯理工預校的同學都說，那年夏末查爾斯回到布魯克林的時候，整個人都變了。

夏令營的工作讓查爾斯脫胎換骨。每天晚上，他驅車進城，留連在小酒吧，與城裡的失業工人並肩喝酒。那些人很剽悍，什麼都不在乎，不無危險。就是在這種龍蛇雜處的地方，查爾斯頭一次聽到有人拿基督教科學箴言會開玩笑。也就是在這種地方，他第一次愛上了酒精。這兩種經驗，讓查爾斯初嚐反叛的滋味。他知道，桃蒂滴酒不沾，也不贊同別人喝酒，更會反對他與這些不符基督教科學箴言會精神的人來往。查爾斯在達瑟特發現了一個新世界，與理工預校和學術前途截然不同。這個世界有瀰脊和勞動階級的氣味，但又未受基督教科學箴言會所染，不像他的家庭那樣孤立。他第一次發現自己可以當個不寂寞的外人：啤酒讓他可以成爲局外人世界中的一員。

查爾斯雖然在達瑟特找到自己的歸屬，但他高三的成績仍然很出色。維吉尼亞州威廉斯堡的威廉與瑪麗學院給他全額獎學金，表哥喬爾和克里夫也都是從這所學院畢業。一九六一年六月，他高中畢業，秋天即將赴笈維吉尼亞。那年夏天，他繼續到瓦沙基夏令營打工。每天晚上在達瑟特酒吧裡，查爾斯一杯啤酒在手，感受到前所未有的快樂。想到即將遠離布魯克林和自己的原生家庭，他簡直狂喜不已。眼前的人生一片光明。

知識守門人

查爾斯以知識守門人自許：擋下行進中的馬兒，摘下遮眼罩，讓牠知道牠還有別的選擇，牠只是被特定的假設引導到特定的路上，而這些假設僅僅是假設，可以隨意志改變，將牠導引至不同的、或許更好的路上。

一九九六年夏天，我按著一本威廉與瑪麗學院的校友通訊錄，寄信給父親所有的老同學。這本通訊錄和他過世時，那位警官在他公寓找到的那一本很類似。接下來的幾個月間，我所接到的電話和信件之多，超乎我的預期。沒想到一個人竟然可以在這麼多人的心中，蟄伏這麼長一段時間，讓我想起父親曾在一本充滿妄想的小冊子中提到他父母的死亡：「我們留給後人最主要的遺贈就是回憶。」

從眾多同學的回憶裡，父親十八歲的模樣慢慢浮現出來：一口濃重的布魯克林口音，反應敏捷，講究邏輯，誰都別想佔他便宜。他很高，身材壯碩，下顎線條明顯，看起來相貌堂堂。他一說話就又快又興奮，喜歡賣弄學術味很重的字彙，有時又滿口髒話。威廉斯堡的氣氛悠閒安逸，但他從未放慢步調來加以配合。雖然他們回憶中的這個人的確聽起來有點像父親（如果不將布魯克林腔算進去），但只有一個畫面引起我的共鳴：每天早上他以輕快的腳步走進教室，一隻和他作伴的流浪狗緊跟在他的腳後面，一人一狗都對外界渾然不覺。隔著電話線，我似乎依稀可見這幾位老同學描述這個畫面時的笑意。

跟父親不甚熟稔的同學，形容查爾斯聰明、自信而持重，堪稱一號人物。與他比較有深交的，說他喜歡故作豪邁，同時具備研究者的幹勁跟刻意表現的粗人習性，在兩者間變來變去。當了父親三年室友的布萊恩・查波特尤其清楚父親人前人後的性格落差。他說：「他培養出一種態度、一種硬漢的形象、自信滿滿，其實跟私底下很不一樣。身邊有人的時候，他尤其愛講自己喝酒的事情，或是『道上』的故事。我猜他想透過這樣的做法，讓別人敬畏他三分。然而他又是很聰明、很知性的人，在談論理念的時候，他最爲自在。這種時刻，他會比較放鬆，硬漢形象也會稍微收斂。」

十八歲這年，查爾斯夾在兩個世界之中：一邊是自己特殊的成長背景，另一邊是自己急欲征服的新環境。在大學入學之初，他便決定與家人、與科學箴言教會決裂。但是，十八年來不斷被教導要質疑自己的知覺與信念，這影響年深日久，很難全部棄絕。爲了建立自我定位，也爲了應付大學裡的人際關係壓力，他捏造出一段比較浪漫的過去。利用自己出身布魯克林，以及在緬因州達瑟特市夏令營的見聞，他自外於民風溫文的南方，把自己塑造成紐約後街打滾的孩子。藉著喝酒，他在旁人面前的粗獷形象就更像回事，他的不安全感也得到紓解。查波特回憶說：「跟其他學生比起來，他喝的酒絕對比大多數的人多。他好像對廉價酒特別熱衷，並以此自嘲，但是他週末一定會喝酒。」

查爾斯卻不讓他的新形象或買醉習慣阻礙他求知的渴望。他極想理解自己家庭背後的驅力，並埋首於社會科學以尋找答案。第一年，他完成了大半的必修通識課程，大二時開始選修心理學、社會學與哲學的相關課程。在教授的鼓勵下，他決定主修社會學。所謂社會學，在他的社會學導論課本上的定義是「研究人類群居，並構成社會團體的歷史、沿革、組織和問題的學門」。他另以社會心理學作爲副修。在那個分數不灌水的年頭，只要是跟社會學有關的課，他必然以A的好成績過關。他終於找到自己的使命。

一九九六年秋天，我走訪了威廉與瑪麗學院，從父親昔日的兩位教授身上，更加了解他對社會學的興趣。威廉斯堡的市區有一大部分是仿古重建的「殖民時期老威廉斯堡」，結合歷史保存與觀光業，形成超現實的環境，今昔並存，若古似今。我走在仿古的「葛洛斯特公爵街」上，正盤算待會兒見到教授時該問哪些問題，忽然被一個古裝演員攔住。他戲劇性地對我一鞠躬，並用古雅的詞句向我致意。演員邀我走進他今昔交錯的世界；而我，卻不由得想起教堂街上遇見的遊民。他也曾邀我走進他虛妄的幻覺世界裡，那種被錯認的感覺，竟與此情此景有幾分相像。

我沒有搭理對方，掉頭就往學校的方向走。十八世紀的影子同樣籠罩著校園。格局方正的老式大學校舍間，有獨立革命時代的大砲、宏偉的雕像，跟數不清的、紀念史蹟的壁飾。走過一棟棟校舍，不需特意探尋就會發現，原來兩位總統傑佛遜（Thomas Jefferson）、門羅（James Monroe），和首席大法官約翰・馬歇爾（John Marshall）等顯赫人物，都是威廉與瑪麗的畢業生。這所學院用心保存史蹟，像在抵禦時光流逝的消磨。即便目前的學生總數，比當年增加兩倍、達七千五百人之譜，這裡的一切，想必與一九六一年父親註冊之時相去不遠。漫步間，我恍惚覺得能在樓舍間遇見當年的他，邊走邊與同學激辯著那個年代重要著作的內容——像是大衛・瑞特曼（David Reisman）的《孤獨的群眾》（*The Lonely Crowd*），或是萊特・米爾（C. Wright Mill）的《權力精英》（*The Power Elite*）。

父親在學時的社會學系系主任韋恩・克那鐸博士（Dr. Wayne Kermodle），已經退休多年了。我到訪威廉斯堡的那天，他邀我到他府上小坐。他活力充沛，看來不像年過八旬，講起話來一口道地南方口音。他用力地與我握手，隨後向我介紹另一位父親當年的教師艾德恩・萊恩博士（Dr. Edwin Rhyne），同樣是南方人。待我們坐定，克那鐸教授便笑著問，我還記不記得小時候跟他曾有一面之緣。我搖搖頭，他笑著解釋，一九七三年我們一家三口曾來到老威廉斯堡渡假。這趟旅行我毫無印象——當時我才四歲——但此行有照片爲證，照片中我與父親還戴著遊客拍照用的殖民帽。

克那鐸教授對那次見面倒是記得很清楚。他說：「我跟我太太本來在客廳，門鈴突然響了。我打開門，一個高個子站在外面。他說：『老師大概不記得我了吧？』我回答：『查爾斯，請進。』他又說：『我太太跟兒子也一塊兒來了。』然後你們一起進屋，還坐了好一會兒，我們聊了不少事。那時候查爾斯過得滿順利，在紐約教書，也開始寫書——第二本著作剛剛交給自由出版社付梓。我記得他氣色很好，成熟多了。」

那趟旅行，父親也造訪了萊恩教授的研究室。萊恩教授大概比克那鐸教授小個十來歲，目前仍在任教。我與他閒聊間，他不時摸著上課時穿戴的蝴蝶領結，一邊回憶一邊微笑。「他（指查爾斯）很喜歡當時的生活，這誰都看得出來。」萊恩博士說。「他的婚姻應該很幸福。而那個滿地打滾的小淘氣，更是他的驕傲，他似乎想要告訴全世界：『這是我兒子。』提起工作，他也很興奮。初進學術界，他顯然很上軌道，也已經小有名氣。」

一九六一年春天，父親第一次選修克那鐸教授開的課。教授馬上對這個布魯克林小子印象深刻。「他很聰明——絕對是我們社會學領域裡不可多得的學生，也是威廉與瑪麗校史上頂尖的學生。」接下來的三年，查爾斯經常在教授的研究室時間前去求教，辯論當年學界關切的議題。他很願意與人相互交流批判性的觀點，在智識的領域勇於冒險，讓克那鐸教授讚許有加。教授帶著笑意回憶說：「他學事情不是照單全收，他敢質疑、敢反駁。」萊恩教授帶笑接口：「查爾斯很會問問題。但他也擅長回答問題；至於他比較喜歡問問題、還是答問題，我不知道。不過，他最大的長處在於他清晰的心思，跟獨創的想法。身爲他的老師，我感到十分榮幸，不只是因爲他聰明、反應快，更是因爲他與眾不同。他看待這個世界的角度，跟大多數的人不太一樣。」

聽兩位老師如此侃侃而談，讓我暫時把父親在伯靈頓的潦倒以及多年的困頓放在一旁，從他們的角度來看父親：有天賦的年青人、前途不可限量。我自己從小成長在父親虛妄世界的陰影之下，自然明瞭是什麼讓父親與眾不同：自小，他就成長於基督教科學箴言會的陰影之下。

一個孩子對現實的直接體驗，倘若與父親或母親的教導相牴觸，這小孩有兩條路可走：要不就當個聽話的乖小孩，接受父親或母親的觀點，要不就得試著接受此生最重要的體悟之一——現實不只是體驗出來的，更是創造出來的。否則要如何解釋一個人在讀了一本書之後，就能夠堅信自己對世界的體驗都只不過是自身罪愆而衍生出的妄念的倒影，甚至還汲汲於說服其他人跟她一樣相信？父親從小就明白他母親的思維，源自根深蒂固的妄念。於是他學到了：人內心神聖不可侵犯的基本信念——相信物質世界是永恆的、社會是穩定的、自我感受是不變的——都只是信仰的表現，並非事實的陳述；從來沒有什麼是理所當然的。

克那鐸博士和萊恩博士是最早鼓勵查爾斯的人。查爾斯的洞察力所引發的懷疑精神，在這兩位教授的指引之下找到方向。他們很快就發現他的批判天份不服膺於任何特定的學派。不管在任何世代，大學裡最聰明的學生，大多亟於擁抱其學門中風行一時的理論。這些學生的聰明才智，並非表現在批評自己學門的能力，而是表現在吸收主流思潮並據此引申的能力。然而查爾斯雖然相信社會學的潛力，並深受吸引，卻從一開始就抱持批判的態度。

查爾斯的第一本書《社會學語言》（*The Language of Sociology*），一九七一年由哥倫比亞大學出版社出版。他在緒論中對自己當時的看法做了總結：「身爲社會學系的學生，我隱約覺得社會學與我對周遭事物的觀察並不完全契合。雖然對於社會學大師十分心折，我仍然不明白何以社會學竟不足以解釋人類的可見行爲。我試著將我學到的基本概念應用在日常生活中，卻徒勞無功：每一種解釋都引發另一種對立的解釋，每一個觀念都引起另一個對立的觀念。」

剛升上大四，查爾斯就決定申請社會學博士班。一九六四年秋季，他完成了大學畢業論文，其中提到他未來所要研究的方向：「科學要求的是學說的建立以及解釋現實的模型，儘管此二者的目的在於協助知識的探索，仍然可能導致僵硬死板的思考，反而有礙其終極目的。因爲此二者可能被當作觀察事件唯一的正確方法，反成爲人類的遮眼罩，無法看到眞相。對於人類來說，這是最具毀滅性也是最微妙的思想陷阱。」思想彈性是拓展人類知識不可或缺的要素，爲了要保持思想彈性，「學說與模型不只是理解現實的工具，工具本身也應該被當作研究的對象。最重要的是，學說與模型不應被視爲通向眞理的唯一途徑，或是被誤認爲思想的必要附件。」

查爾斯以知識守門人自許：擋下行進中的馬兒，摘下遮眼罩，讓牠知道牠還有別的選擇，牠只是被特定的假設引導到特定的路上，而這些假設僅僅是假設，可以隨意志改變，將牠導引至不同的、或許更好的路上。成長過程中基督教科學箴言會曾在他身上灌輸了不同的看法，如今他希望能夠將這樣的經驗轉換爲一種研究動機。只是這種動機完全倚賴他的心智清明。

查爾斯上進努力，表現良好，唸威廉與瑪麗學院四年級時，每一科都得A。這在這所學院是相當罕見的情形，註冊組以爲是謄寫錯誤，因此還延遲了寄送成績單到研究所的時間。他獲得心目中第一志願的入學許可，也就是克那鐸博士的母校——北卡羅來納大學教堂山分校，而國家心理健康協會（National Institute of Mental Health）提供的四年社會心理學獎學金，使他得以順利就讀該校。畢業前的那年春天，查爾斯成爲美國大學優等生之榮譽學會（Phi Beta Kappa）會員，該學會於一七七六年創始於威廉與瑪麗學院，是美國最悠久最有名望的大學兄弟會。

我到威廉斯堡的時候，身上帶了一本手寫的日誌，封面上用大寫字母寫著：「精神病房筆記暨隨筆——查爾斯・拉胥梅耶」。我的父母離婚後不久，我在佩蘭市家中無意間發現了這本日誌，就在父親社會學書籍的旁邊。這本日誌寫於一九六四年，紀錄父親在一家州立精神病院當看護的經驗。我保留了這本日誌。雖然我當時並不知道寫的是哪一家醫院，但是父親在發病前曾有照料精神病患的經驗，仍然使我深感人生的諷刺。在我第一次走訪伯靈頓後，我開始將父親的生平拼湊起來，因此知道這段經歷一定是他在威廉與瑪麗學院的時期。

我將日誌拿給克那鐸博士和萊恩博士看，他們證實了我父親在大四時確實曾在學校附近的東部州立醫院（Eastern State Hospital）工作。這家公立醫院建於一七七〇年，旨在「提供白癡、瘋子和其他心理不健全的人所需的支持與照料」。在他讀過的書籍和專業論文之外，東部州立醫院是他最早接觸精神分裂症的地方。該院一九六四年所收容的兩千多名病患中，約有四分之三被診斷出患有精神分裂症。

對查爾斯而言，在東部州立醫院當看護並不只是一份工作。從他日誌的第一頁就可以明顯看出，他認爲該院可以讓他將畢業論文中的理論應用在病患、看護，以及病房。「我的目標：發展出看待心理疾病的新觀念。每一項創新，都是來自提出新的假設，我們必須從思想體系中突破，站在現有體系之外，才能建立新的體系。」不過，從這本日誌看來，查爾斯在東部州立醫院並未達成這個目標。日誌的其他部分，都在描述一九六〇年代中期州立醫院病患日常生活的情形，筆調持平超然，也顯示出他的好奇心：

一九六四年十一月三日。病患彼此之間的互動，大多都是用已點燃的香煙幫其他人點煙（病患不准攜帶火柴）。病患寧願這樣點煙，也不願用我手上的火柴。一群人受外力結構化的例子。

一九六四年十二月二日。病患看來無所事事，漫無目的地四處移動。看電視是這裡唯一的規律活動，但並沒有如預料般成爲活動的重心。護士長說這是因爲病患無法專心，但也可能是無事情可專心，因爲除了電視之外，並無他事可供專注。

查爾斯將自己定位爲工作人員與研究者的雙重角色，試著贏得病患的信任。其他看護千方百計和病患保持距離，他卻與外宿病患交往。這些外宿病患領取住宿補助，住在醫院附近。日誌最後的幾筆資料記錄了他與病患在他們公寓中徹夜喝酒聊天。毫無疑問地，他將這種行爲視爲好機會，得以與病患建立密切交往，並且在醫院的控制情境外觀察他們。換句話說，他的意圖有一部分是要「發展出看待心理疾病的新觀念」。但是他卻和病患一起喝醉酒，顯示出另有文章：查爾斯認同這些病患。與病患玩在一起、手握啤酒，查爾斯在風景如畫的南方，找到了另一個緬因州達瑟特市，他又重新當起了外人中的外人。

布萊恩・查波特對我父親的描述，似乎跟他的日誌資料相符，然而與教授們充滿希望的回憶，顯然頗有出入。震驚之餘，我向他們提出了最後一個問題：他們當年認為我父親會有怎樣的未來？三十年後回顧以往，克那鐸博士和萊恩博士都認為，從他在大學時期的行為，看不出他後來遭遇的蛛絲馬跡。事實上，他們都曾期望他終將在社會學界能成就一家之言。然而，他們也都感覺到，他因本質上的不安全感，使他實際上比外表看起來更脆弱。萊恩博士說：「表面上，查爾斯知道自己的作為、想法、信仰，和未來，因此我本以為他喜歡自己成為一個對生命起落了然於胸、處理得當的人。可是我老是覺得，他不願承認對自己有更多的疑惑，有時候他覺得無法達成理想。」

威廉與瑪麗學院一九六五年畢業紀念冊的畢業感言對我父親竟是一語成讖。「現在我們必須離開，雖然並非全無遺憾。在這裡，我們度過了生命中的三十二個月——這是一段很長的時間。我們學到了許多，也遺忘了許多。交了幾位朋友，或許還曾墜入愛河。我們批評現有體系，也建立了一套價值體系。一言以蔽之，在這裡，我們曾有一個家。即使是我們之中最理性、最不容易動感情的同學也必須承認，這段時光、這個地方，永遠無法再重來。」

社會學家

查爾斯通過博士學位的資格考，社會系系主任寄給他一封祝賀信，信中的內容是：「全體教授一致決議讓你通過學位考。對於你在本所短短兩年，就能有如此優異的表現，他們皆給予高度的肯定。你展現出的傲人潛力，我們深表讚賞，此刻更希望讓你知悉，我們對你的未來有很高的期待。」

一九六五年秋天，查爾斯進入北卡羅來納大學教堂山分校就讀，形象又是一變。不再故意一口濃重的布魯克林腔，也褪去街頭小混混的叛逆模樣。他現在希望人家把他看成來自紐約，前途看好的社會學博士候選人。社會學家既然研究社會群體的歷史、發展、組織及問題，似乎也應當擅於社交互動的策略，於此他也努力展現。不過，查爾斯仍舊無法擺脫酒精的誘惑，飲酒量多到可以稱之為酗酒。

那一年冬天，查爾斯認識了一位同樣來自紐約的社會學研究生，名叫茱莉・瑞席克(Julie Rasic)，後來他倆墜入情網，並結婚生下了我。從他們當時的合照，可以看出這對年輕的情侶十分幸福，多數照片的背景是學校附近的一處雞舍改建的房屋，查爾斯租下來加以修葺，成為他們的愛巢。這些照片中，除了兩人手牽手的親密合照，還有茱莉為查爾斯拍的獨照，查爾斯或在後院練舉重、晨跑、把龍蝦放進鍋中，或是坐在堆滿書本的桌前看書。

到了這個時候，查爾斯才第一次坦白透露自己過去的經歷。查爾斯的過去歡樂甚少，除了在綠木湖的假期之外，就只有他在緬因州達瑟特市的兩個暑假了。對他而言，布魯克林是家人的代名詞，而他要極力掙脫家人，遠離布魯克林。查爾斯坦誠分析自己的父母，認為父親被動不管事，母親則強勢而偏執，控制欲強烈。他厭惡基督教科學箴言會，批評這個教派否定並嚴重扭曲事實。

一九六七年初，查爾斯介紹茱莉給父母認識，茱莉親身見識了這種扭曲事實的情況。

茱莉在與查爾斯一家人用餐時，發出一聲咳嗽，查爾斯的母親桃蒂立刻湊到茱莉耳邊，輕聲問道：「你對誰不滿？」茱莉霍然了解，在桃蒂這樣一位母親身旁長大，會是何種景況。任何病痛都說是精神軟弱所致，所有事物都和表象不同，一舉一動都可能出於邪念。因此，根本無從確定該如何解釋個人的生活經驗。

查爾斯說的越多，茱莉就越清楚，查爾斯是多麼擔心自己的思考及發展受到家庭的影響。他的憂慮是有道理的：在廿二歲那年，他母親對基督教科學箴言會的信仰和偏執的性格，再度影響他的生活。茱莉還記得當年的情景。她說：「查爾斯常常與母親爭吵，並怨怪母親，他覺得母親簡直瘋了，處處想控制他的行動。但話說回來，查爾斯也有點像他母親，他有時也很偏執，喜歡操縱別人，他酒醉的時候，這種情形特別明顯。他還經常懷疑別人想控制他，在我看來，這當然是因爲他母親的關係。」只要喝了酒，查爾斯的過往就會糾纏著他，阻礙他理性的思考能力。

查爾斯被診斷出罹患精神分裂症的十七年前，發生過一件事，足以顯示查爾斯是多麼無法正確解讀不同社交場合所代表的涵義。有一天晚上，茱莉親手做了一樣從沒吃過的小點心，想給查爾斯一個驚喜。茱莉回憶說：「我並不曉得當天是四旬齋。雖然我倆從來沒有認眞地討論或辯論過宗教信仰，可是查爾斯卻怒氣沖天，說我這麼做是想逼他信教。」他不僅嚴重誤解了整個狀況，還在毫無證據的情況下，指摘別人要強迫自己信教，可見查爾斯對母親要他信仰基督教科學箴言會的壓力餘悸猶存。

茱莉幾度想和查爾斯分手，但查爾斯總是道歉了事並承諾戒酒，他們最終沒有分成。在和查爾斯的父母見面以後，茱莉以爲自己已經了解查爾斯行徑怪異的根源，她決心要盡力維繫這段感情。茱莉說：「我觀察他的家人，心裡想著，天啊！如果生在這樣的家庭，我恐怕什麼是眞是假都分不清了。」雖然查爾斯從沒在清醒時候討論過他的反常行爲，不過他顯然認爲性格上的問題，絕對和母親的基督教科學箴言會信仰脫不了關係。他在寫作碩士論文時，曾努力研究這層關係。他的論文在一九六八年完成，主題是「印證『雙重束縛』假說理論模型的實驗」。

「雙重束縛」是一九六〇年代中期解釋精神分裂症病因的主流理論。該理論由貝特森（Gregory Bateson）、傑克森（Don Jackson）及魏克蘭（John H. Weakland）提出，並在「建立精神分裂症的理論」一文中指出，精神分裂症的起因是一種他們稱之爲「雙重束縛」的家庭互動。「雙重束縛」指的是一種做任何事都不對的情境。「雙重束縛」式家庭互動有三項要素：父親或母親命令小孩不要做什麼事，否則會受到懲罰；但同時父母又暗示或明示，如果孩子聽從這項命令，也會受罰；而且孩子還不能表達意見，也不能逃避。三位作者指出，長期生活在「雙重束縛」環境下的孩子，將學會以「雙重束縛」的思考模式來看這個世界，因而無法正確解讀人際互動。病患受這樣的缺陷所苦，久而久之就會產生所謂精神分裂的症狀。

在這篇文章中，三位作者還舉了一個「雙重束縛」的例子：「一個患有急性精神分裂症的年輕人，在住院治療期間復原情況良好，有一天母親來探望他。他覺得十分高興，下意識地用手摟住母親的肩膀，母親頓時全身僵硬。兒子嚇了一跳，放開雙手後，母親問道：『你不再愛我了嗎？』兒子此時臉紅了起來，母親又說：『親愛的，不要這麼容易害羞，不要害怕表達自己的情感。』病患只能夠與母親相處幾分鐘，等母親一離開，他就動手毆打看護人員，最後被放進浴缸泡水鎮靜。」案例中的母子關係並非特例，作者宣稱雙重束縛多半由母親引起，父親通常都沒有對孩子伸出援手，默許雙重束縛的情況發生。

查爾斯對於雙重束縛理論的興趣，完全是出於個人因素。茉莉回憶說：「查爾斯研究雙重束縛理論，因爲他相信自己就是活生生的例子。他把這項理論套用在自己的家庭上，特別是他與母親之間的關係。從他的論文可以看出，當時他正嘗試擷取童年生活的片段，評估並驗證這項理論。」查爾斯對家庭生活的論述似乎完全正確，膝蓋擦破皮的童年往事可說是雙重束縛的絕佳例證，當時桃蒂在聽到兒子受傷的哭聲後，拿基督教科學箴言會的教條來告誡兒子，強迫兒子相信自己沒有受傷。她告訴兒子，如果乖乖聽話，傷口會自動消失。也就是說，如果小查爾斯不聽話，母親就不會理他。可是，無論查爾斯信不信，傷口當然不會立即癒合。由於傷口沒有立即消失，桃蒂就會引用基督教科學箴言會創始人瑪麗的說法，認爲兒子沒有「眞正」聽她的話。換句話說，無論查爾斯是否照母親的話去做，他都會被母親懲罰。更糟的是，查爾斯的父親默許妻子的做法，查爾斯的兩個表哥也都篤信科學箴言會，因此查爾斯只能接受這種家庭互動，完全沒有逃避的機會。

如今，學界已經不再採信雙重束縛爲精神分裂症的病因。雖然對於此症病因有好幾種理論，但是大多數學者都同意，精神分裂症導因於腦神經系統因素與外在環境的誘發。雖然雙重束縛理論不再能解釋精神分裂症的發生，然而許多研究報告，包括查爾斯的論文在內，都證明了在雙重束縛環境中成長的孩子，日後大都過度發展這種互動模式，即使脫離了制約因素，仍然會以雙重束縛模式來處世。結果就是，在面臨各種社交場合時，他們往往無法正確理解及適當反應。也就是說，雖然查爾斯的家庭生活並非導致他精神分裂的主因，不過卻使他對自己和旁人的行爲更難有正確的認知，最終把他推到社會之外，讓他成了外人。

父親的童年生活如何影響他的思考模式並不出奇，特別的是，他在廿五歲那年，能夠從社會學的研究角度指出童年生活的影響，並試圖加以克服。我與母親促膝長談，並閱讀了雙重束縛的理論之後，才了解父親大四時前往東部州立醫院工作，也許不只是爲了做一個知識守門人，也是爲了找出他自己人際關係上的問題所在。他曾在精神病醫院工作，數十年後卻成了精神病患，住進精神病院，乍看之下只是十分諷刺的巧合，其實或許反映出他當時就渴望控制自己逐漸出現的反常思考過程，並掌控自己的未來。

我離開威廉斯堡後，隨著父親的腳步，前往北卡羅來納大學的教堂山分校。一九六五年秋天，父親從威廉與瑪麗學院畢業，來到此地唸研究所。三十年來，教堂山分校的學生人數比當年多了一倍，不過，校園依舊林木蔥鬱，充滿朝氣。由於我在威廉斯堡與克那鐸及萊恩兩位老師相談甚歡，完全沒想到父親竟然會在研究所和教授處得非常不愉快。當年教導父親的教授中，有三位目前仍在所上任教。我一一拜訪這些教授，諷刺的是，他們所說的全是父親優異的批判能力及知識守門人的期許，完全沒提到他的酗酒惡習或怪異的思考模式。

父親在第一本著作《社會學語言》的序言中提到，在大學時期，他對社會學缺乏解釋能力感到不滿；進入研究所，這股不滿的情緒轉化爲探索解答的動力。他問的問題就是：「爲何社會學無法幫助我了解人類的行爲？」在尋找答案的過程中，父親很快就發現，大學時代他的教授願意與學生平起平坐，和學生進行天馬行空的討論，原來並非學術界的習慣作風。

韋金斯博士（Dr. James Wiggins）是父親在教堂山分校的論文指導教授。他清楚記得父親當年的模樣。即使過了三十年，他對於這個學生依然記憶猶新，父親當初與教授爭論的情景仍舊歷歷在目。韋金斯博士說：「查爾斯天資聰穎過人，這點沒有人會懷疑，他的思路清晰，總是能輕鬆破解抽象的觀念，也能領會這些抽象觀念和具體事實的關係，他極少透露自己的思考過程，總是技巧性地一筆帶過。不過，查爾斯態度傲慢無禮，不願接受指導，他不斷挑戰指導他的教授，包括我在內。而且他在爭辯時總是言詞激烈，毫不客氣。」

查爾斯也許早已脫離「難纏小子」的形象，但是，只要他相信自己有理，就不會屈服。知識守門人堅守立場，從不曾輕易讓步。他和教授之間的不愉快與日俱增，但絲毫不影響學業上的表現，還好教授也都不受個人的觀感影響，肯定查爾斯優異的學術成就。舉例來說，查爾斯在一九六七年一月參加碩士學位考筆試，比原定時間提早一學期。評鑑委員給查爾斯的評語是：「這個學生特立獨行，實在令人頭痛，不過他表現傑出，依舊值得肯定。」十個月後，查爾斯通過博士學位的資格考，社會系系主任寄給他一封祝賀信，信中的內容是：「全體教授一致決議讓你通過學位考。對於你在本所短短兩年，就能有如此優異的表現，他們皆給予高度的肯定。你展現出的傲人潛力，我們深表讚賞，此刻更希望讓你知悉，我們對你的未來有很高的期待。」

查爾斯的成就還不止於此。一九六八年春天，他榮獲「鮑伯斯—梅利爾獎」（the Bobbs-Merrill Award），這座獎項每年都頒給一位社會學領域成績優異的研究生。同一年夏天，他還獲得國家科學基金會的補助金。此外，在取得博士學位前，他就發表過研究論文，這在當時的學術界並不多見。查爾斯第一篇學術論文發表於《太平洋社會學評論》（*Pacific Sociology Review*），他在取得學位前還發表了另外兩篇論文。同時，他還完成長篇論文《人類行爲解析》（*Explaining Human Behavior*），以他童年時期的家庭生活作爲研究素材；並開始寫作他的第一本書《社會學語言》。此外，他繼續碩士時期的研究計劃，一九六九年完成博士論文並取得學位，論文題目爲「雙重束縛現象：觀念分析與實證」（Double-Bind Phenomena: A Conceptual Analysis and Empirical Proposal）。

儘管查爾斯在北卡教堂山分校表現傑出，他也發現，要成爲一個知識守門人必須付出代價。從他與教授衝突的經驗，就可以預見他從研究生轉變成學者之後，在政治氣氛濃厚的學術界必然困難重重。查爾斯也隱約知道，當一個局外人並非自己的選擇，而有不得不然之處。他已經發現自己怪異的思考模式，不只是爲了虛張聲勢而故意裝出來的。

當然，他可能更早就體會到這一點。在威廉與瑪麗學院時期，查爾斯的教授及室友已經看出他缺乏安全感，或許可爲佐證。更往前推，或許他在中學時期就與社會邊緣人氣味相投，並且對社會學產生興趣，並不只想了解家人的行爲，更是想理解並控制自己的怪異行爲。

查爾斯取得博士學位後，決定搬回紐約，並在當地找工作；茱莉也已經取得社會學碩士學位，希望到其他學校就讀博士班，兩人一起回到紐約。茱莉當初與廿三歲的查爾斯相戀，時過三十年，她相信查爾斯的命運當時已經註定。她說：「我試問自己，如果環境不同，或是他做了怎樣的努力，他的下場是否會有所不同？我想答案是不會。因爲他個性非常不安定，根本無從控制。」事後想起來，也許問題不是查爾斯日後生活是否會遭遇重大的困難，而是困難會以何種面貌出現。他無法完全相信自己的感覺，也無法信任別人的行爲，特別是他又以知識守門人自許，更讓他惶惶終日。他能夠控制自己的思考模式那麼多年，已經說明了他的人格是多麼的堅韌。

第二部

無論環境多麼險惡——我的環境就一直極爲險惡——永遠沒有理由放棄。

——查爾斯·拉胥梅耶

一九八六年十月

父親

我哭了起來，母親在哭泣，父親也哭了。我們知道一切都結束了，我們家完了。母親盼望自由，但我不知道要盼望什麼。我想父親也許在那一刻看到了他的未來，一瞬間，他感受到未來十四年，生活上及精神上的折磨和迫害正等著他。

父親在我每年生日放的八釐米電影，現在都收在佩蘭市家中的地下室，旁邊還有十幾卷無聲的八釐米三分鐘帶子，都是家居生活的記錄。我父親在世時，這些帶子從未拿出來放映過。這些帶子是在一九七一年到一九七八年之間拍攝的，包括釣魚、抓螃蟹、夏季去海邊玩、歐洲之旅等等。我從伯靈頓回來的第二天，獨自一人在地下室，頭一次看這些帶子。令人欣慰的是，曾經有這麼一段時光，父親和我的世界沒有籠罩在他精神異常的陰影之下。看了那些影片後，我自己對兒時的回憶反而大受干擾，這些影像就像病毒一般盤桓不去，強化一些早已模糊的片段，以不變的影像凌駕其他難以捉摸的記憶。

最早的那一卷帶子，我父親和我手牽手在湖邊散步。我母親拍的，顏色不太自然，我的頭髮變成了淺黃色，我穿著鮮紅色毛衣，包著發亮的白尿布，碧草如茵，藍天如釉。我從地上撿起一把梳子，邊走邊揮動著，父親接過來，擦掉灰塵，再還給我。帶子中斷幾秒母親才繼續拍攝，父親和我已經往前走了幾步路，我早把梳子丟了，手中換了一根樹枝。或是父親把梳子丟了，給了我一根樹枝。

接下來，父親和我坐在湖邊，我們輪流丟石子到湖裡。

之後帶子出現一陣跳動和搖晃畫面，再開始已經是好多年後了。

父親在早晨慢跑前做暖身操，我站在他身邊，穿著一套藍色T恤短褲，手臂提起放下，兩腳向外胡亂踢動，臉上笑意盈盈，身後是我們家的胖威瑪狗喬治，趴在地上。這幅景象眞是溫馨美好。

下一幕是父親和我圍著一個金屬桶子，裡面裝滿人工飼養的藍蟹。畫面有些泛綠，父親邊指著一隻只剩一隻螯的大螃蟹，邊跟我說什麼。我坐在黑暗的地下室看這些帶子，記憶接了回來：我聽到父親正在說，那隻螃蟹的蟹螯會再長回來。

之後是父親和我在碼頭釣魚，朦朧的藍天以及他身後的海洋，襯托出父親的輪廓。鏡頭再度搖晃，約略是海洋景觀，可看出是隔了一段時間拍攝的。

畫面短促。布朗士動物園。一隻又一隻動物。一個接一個籠子。畫面角度很低，什麼都要拍，看得出來小小攝影師正是我。

接著是一九七八年的大風雪。畫面暗藍看不清楚，父親和我坐在打折買來的傳統雪橇，在我家的車道上滑雪，喬治站在坡道底的車庫邊，頻頻注意我們的動作。

接下來是那個冬天，也就是我遇到遊民的那個冬天。我趁著他在剷人行道的雪，偷偷拿雪球丟他，母親貼著我拍攝，把我偷襲父親的動作拍了下來，父親轉頭閃躲，那顆雪球擦過他的頭。他挖了一些雪，開始反擊，一場雪仗開打！

我們夏天到希臘旅行，我戴了一頂希臘水手帽，牽著母親的手，父親拍的。好多搖晃鏡頭，畫面出不來，每個畫面都曝光，焦距模糊，是不是父親在旅行中根本都是醉茫茫？影像模糊不清喚起我的記憶，沒錯，他那時喝醉了，根本不記得發生過什麼事，還以爲租給我們別墅的房東監視他，又指責母親介入一項不知名的陰謀，把鹽罐擲向我母親，打到我和母親之間的牆壁，摔碎了。我和母親都哭了。父親因此提早回家，試圖振作。這是一切失敗的開端。

我的父母在一九六九年一月結婚，同年的十二月生下我，兩人都是廿六歲。四年後他們搬到紐約的佩蘭市，也就是我成長的地方。佩蘭市離曼哈頓只有廿四公里，是一個小而保守的衛星市鎮。佩蘭市居民不像魏徹斯特那樣富有，但比起鄰近的新洛契（New Rochelle）和布朗士區又好得多。佩蘭市雖然與曼哈頓相離不遠，但保有小鎮的靜謐單純。這點是我孩提時很喜愛佩蘭的原因，但日後隨著父親的行爲讓我們一家與眾不同，我就越來越討厭小鎮生活了。這個社區的大多數男性搭火車到曼哈頓上班，而大多數婦女在家裡照顧小孩，以及參與社區事務。居民幾乎全是信仰基督教或天主教的白種人，而黑人和西班牙人都住到新洛契、布朗士區或弗農山區（Mount Vernon）附近城鎮，於是一些少數孤立的猶太家庭就成爲惡作劇的對象。

按照這個社區的標準，我的父母可說是特立獨行。他們兩個都有全職工作，不參加宗教活動，不常和鄰居來往，對社區事務沒有興趣。對他們來說，佩蘭市等於是有一棵大橡樹的小前院，是散步的好地方，距離紐約又很近。我的家是一個樸實簡單的木造房子，有很多書，座落在郊區一條美麗而沿途有樹的街上。我的父母用他們的方式撫養我長大，用他們的傳統和觀念影響我，無論是好是壞。就是在這個家中，父母給了我一個最大的禮物：相信人的潛力，也相信這個世界會不遺餘力地幫助人發揮潛力。

我從小就不斷有大計劃，開始構想，努力一陣子，然後忘得一乾二淨。我如果不是在閱讀，就是在設計將來長大要住的房子、在後院挖寶藏、發明可以致富的棋盤遊戲、寫故事、或在我的素描本上畫畫。我主要的夢想是當藝術家，而畫動物將是我的專長。我收藏了一大堆的動物書籍。回想起來，我好像把所有的空閒時間，都花在根據這些書的照片描繪動物。我的目標是集合足夠的好作品，出版一本自己的動物畫冊。

父親不只鼓勵我，還常跟我合作。我最大的夢想，就是在我家後面的車庫建造一個自然歷史博物館，可以和曼哈頓的相媲美。每天我們帶著喬治散步時，父親非常注意可以收藏的物品，例如掉下來的鳥巢、特別的岩石、動物骨頭等。父親也告訴我他以前在綠木湖畔森林探險的經驗。我已經蒐集很多東西了，他還給了我他小時候的收藏，如一隻蝴蝶標本、史前鯊魚的牙齒、一小堆磨光的石頭，我們樂天的稱這些石頭爲「半寶石」。

父親對我的計畫最大的貢獻，就是他想到最主要的展示品應該是動物標本。我們打算找到個松鼠或烏鴉屍體之後，就把當時展示的八英吋玫瑰石英塊換下來。但好幾個月過去了，都沒有發現任何動物屍體。最後，還是喬治在哈蒙道（Harmon Avenue）上的草叢裡，發現了一隻死烏鴉。父親用盡了九牛二虎之力才把喬治拖走，不讓他將那隻烏鴉吃掉。父親先帶我和喬治回家，然後到他車上，取出一雙舊手套和一個垃圾袋。在地下室，他把烏鴉放在大廣口瓶中，注滿了鹽酸，再把瓶子埋在後院。他都想好了，鹽酸會腐蝕烏鴉的血肉，留下完美的骨架，我們到時再把骨骼定好，放在車庫展示，就成了我們的霸王雷克斯龍。

那些年，我在父母的保護下，無憂無慮的進行計畫和夢想，然而我的父母卻活在另一個世界，未來逐漸崩壞。父親並不是忽然跟現實切斷關係，而是漸漸走向個性中偏執的一面，越來越充滿敵意，不能看清人事物。這樣的傾向逐漸主導他的人格及與他人的互動，最後，偏執傾向和人格之間的界線逐漸模糊了。

回憶起來，父親在學生時代會研究精神分裂症，好像是他正摩拳擦掌，準備與預期將會出現的敵人廝殺。他開始教書後，卻不再研究精神分裂症，似乎意味著他可能不再感到過去對他的威脅，尤其是祖母的影響，還有她遺傳給他的偏執和控制性格。他可能相信危險已經遠離。畢竟，他已經熬過精神分裂症好發的年齡（青春期晚期，成年期早期），而且遠離原生家庭和布魯克林，有了自己的生活。另一種可能是，他已經身體力行十六年後寫給我的那句話：「無論環境多險惡，都沒有理由放棄。」

一九七〇年代是父親學術生涯的開始，也是結束。位於曼哈頓的杭特大學（Hunter College）在一九七〇年聘他爲社會學助理教授時，他已經出版了一些令人矚目的論文：在六種不同的專業期刊中，登過八篇他的文章，每一篇都針對不同的社會學及心理學領域裡的方法論作精闢的分析。隔年，父親廿八歲，第一本書《社會學語言》問世，頗受好評。他在教堂山分校與老師的衝突，顯然並沒有影響他當守門人的職志。《社會學語言》是他平生得意之作，在書中他提出一套方法論，爲整個社會學領域規劃戰略，能夠讓社會學門更符合科學的要求。兩年後，他的第二本書，也是最後一本，《社會研究的本質》（*The Essence of Social Research*）由自由出版社出版。這本書自《社會學語言》出發，更詳細地分析社會學研究中的各項變數。

雖然父親一開始就認眞投入教學，是位好老師，但他還是不能適應學系裡的微妙人際關係。就像在教堂山分校當研究生時一樣，他很快就樹敵甚眾。即使學術著作豐富，也無法讓他保住工作。一九七五年初，他申請終身教職遭學校拒絕，學校也不再續聘，他爲此震驚不已。這是頭一次他因爲追求守門人的角色，以及缺乏社會溝通技巧，而遭受懲罰。縱然他很快開始另覓教職，他卻開始酗酒，無法釋懷。

那年夏天，祖母死於心臟病，享年七十歲。在喪禮上我第一次看見父親流淚。隔天早晨他搭火車進城到紐約，參加一個重要的面試，但卻沒有搭晚班車回來，三天後才出現。他的說法是，在去面試的途中，他在碼頭公車站下車，一時興起便搭公車到緬因州達瑟特。但瓦沙基夏令營數年前已經關閉，於是他在鎮外的汽車旅館租了個房間，買了一箱啤酒，邊喝酒邊懷想他的過去。雖然父親對於他的失蹤不願多談，但母親覺得他似乎是想釐淸，對於他目前事業上所遭遇到的困難，祖母究竟扮演什麼角色。幾個月後，母親越來越明顯的感受到，祖母的死對父親有深遠而持續的影響。她說：「他們母子間的關係很奇怪。她在世時，他非常努力提防她，但她一死，就好像他生命中的高牆倒塌了，反而讓他無防備地暴露於心中及四周的風暴。」

一九七五年秋天，紐約的聖約翰大學（St. John University）聘我父親爲社會學及人類學副教授。一九九六年秋天，我從教堂山分校回到紐約時，曾到聖約翰大學拜訪父親的前同事希爾多爾・坎伯教授（Dr. Theodore Kemper）。當年他聽過父親《社會學語言》的演講後，便大力推薦父親到聖約翰來教書。坎伯教授語調柔和，一頭白髮，蓄著整齊的白鬍子。他說我父親受聘在社會系裡建立一個應用研究學程，名爲「人類計畫性活動的分析、評估及設計」，除了行政事務和授課之外，父親還必須招募新的研究生，申請政府補助金與其他私人資助來源。就是在申請補助金的過程中，父親與大企業和政府機構有了接觸，他之後指控他們涉及共謀。

坎伯教授還說，即使有了杭特大學的不愉快經驗，查爾斯在聖約翰還是完全不收斂，對系所上的事情總是直言不諱。他在聖約翰第二年，就開始疏離其他同事。他在所上遇到的問題，坎伯教授用了個比喻形容，他說：「查爾斯社會適應不良。他和同事相處有點像和家人相處，家人關係緊密，但同時你不能利用家人的感情，任意妄爲。所以，你必須要很小心。」父親處境越來越不利，因爲他的學程募不到什麼錢，他的研究報告和補助金提案又佔用了他撰寫專業論文的時間。

查爾斯在一九七七學年未獲續聘，「人類計畫性活動的分析、評估及設計」學程也嘎然叫停。他能在社會學中大放異彩的希望日漸渺茫。在所有雇主眼中，查爾斯成了「問題人物」。一九七七與一九七八年，羅格斯大學（Rutgers University）聘父親爲管理與組織行爲系的客座副教授。一九七九與一九八〇年，賀夫斯特大學（Hofstra University）聘父親爲管理與一般經濟系副教授。兩個短期工作都沒有成爲專任，這不僅使他找不到長期的工作，連短期的教職都找不到。查爾斯曾經努力想在社會學中發揮所長，卻發現能力和成就並不足以維持工作。他雖然一度抵達心目中的理想標的，但卻因爲沒有學到保護自己的社交技巧而難以在學術界立足。

查爾斯既在學術界受挫，便轉而把他整個事業賭在自己思想的原創性上。一九七九年初，他拿出聖約翰的學程，創辦了「人類行為的分析、評估和設計學會」。他計劃把自己當守門人的能力行銷出去，為政府機構與私人公司分析社會行為及組織。為達此目的，他開始以這個學會的名義自費出版一系列專文，展現他在應用社會學領域的分析能力。他的短期目標是希望這個組織能降低他對學術界的依賴，長期目標則是建立穩定的客源後，能放手讓學會自行運作。

父親有一次寫信給我，提到支撐這個學會的理論基礎。他說：「我想建立一套分析系統，能證明在任何環境中，都有一套情境邏輯，雖然不是形式邏輯，但能夠以類似形式邏輯的方式表達；雖然不是認知心理學，但能決定人類個別或集體的行為。從以前到現在，我都堅持認為這種環境邏輯才是眞正的社會學研究。」父親去世後我重讀這封信，才瞭解他的分析系統，就像他十年前在研究所做的雙重束縛研究，是為了自己而做的。前者是想要瞭解他小時候受父母的養育，對他後來的生活及行為有多大影響；而後者，表面上看來是完全非關個人，是作為守門人的研究，但或許有部份原因是想探究，一再讓他吃足苦頭的社會規則到底是什麼？他爲何會變成同事口中的「社會適應不良」？

父親在建立這套分析系統時曾邀請我加入。他的第一本專文《計畫的極限》（*The Limits of Planning: An Analysis*），有系統的闡述計畫在組織中的效度限制。爲了鼓勵我當藝術家的夢想，結合興趣和未來的工作，他雇用我替學會畫標誌，只要每賣出一本論文，就給我五十分做爲版稅。這對當時十歲的我來說，是一筆大數目。我畫的是一個圓形，裡面有兩條直線隨便交叉成十字狀，我記得當時很有罪惡感，因爲我沒有用心設計。但那時我快樂的童年已逐漸進入尾聲，我可以感覺得到父親的變化，對他和我們的計畫都失去信心。父親看到成品時很失望，但他確實依照我們的約定，把我設計的標誌印在論文背面明顯的位置，下面還有我的簽名。即使和母親離婚後，他痛苦掙扎著想要振作，他還是不斷寄給我版稅支票。

一直到今天，佩蘭市家中的地下室裡還有兩個紙箱，裡面裝的都是受潮的《計畫的極限》。旁邊還有一些紙箱裡是父親其他的出版品《有效表現》（*Productive Performance: An Analysis*）、《組織政治》（*Organizational Politicking*）、《民主作爲計劃系統》（*Democracy As a Planning System*）。我所設計的標誌，竟成了父親之後生活的最佳代言。如果在父親還在威廉與瑪麗學院時，有人要他畫一個圖代表他的未來，他可能會畫出一條長長的上坡線，從紙的這一端直畫到那一端。但事實上我畫的較接近父親的未來，一個小圓圈，兩條直線來回跳動。就好像子彈在密閉空間裡跳飛，父親永遠受困於他的精神異常。

一九七九年冬天，祖父死於心臟病，享年七十四歲。祖父母相繼去世、幾年的不順遂、壓力、酒精都對父親造成很大傷害。他正倚賴自己思考的效率時，心智卻開始出現問題。一九八〇年初，他寄了剛寫成的《組織政治》給啓蒙恩師克那鐸和萊恩教授。父親在一九七三年回到威廉與瑪麗學院拜訪他們之後，就一直和他們保持聯絡。兩位教授讀過之後，他們原本的欣喜卻很快的轉爲困惑不解。我在威廉斯堡拜訪萊恩教授時，他回憶道：「他創立一個獨立學會，我本來覺得非常高興，但我很快就糊塗了：是他所做的已經太進步，我無法跟得上他——這不無可能，因爲查爾斯的基礎能力的確超越我們——或者是他在某個地方轉錯了彎？我心中興起很多疑問，我必須用一句老話來說，我不確定查爾斯是否還是『原來的』他。」

父親有系統地運用自己的才智和教育，成功脫離祖母的妄想系統，因此終究建立起屬於自己的生活。然而這樣的生活，必須建立在他擁有清晰心智的基礎之上。一九八〇年初，父親想法開始偏離常道，加上工作不如意的壓力，使他發展出複雜又奇怪的妄想系統。他開始相信他事業的不順利——從一九七五年遭杭特大學停聘開始——其原因並非缺乏社會溝通技巧，而是有一群人密謀想奪取他在社會學上的獨立研究。

最大的諷刺在於，父親多年研究妄想型精神分裂症，並且深入探討過病人從小教養與異常之間可能的關連，但他卻無法了解自己已經出現妄想型精神分裂的症狀。這並非有意自欺，或一時間失去判斷力，而是精神分裂的症狀之一：患有精神分裂症的病患，有百分之四十無法跳脫妄想來客觀檢視自己的思考和行爲。病患自己就是不相信自己精神不正常。

一九八九年父親曾寫信給我，想要證明他的精神沒有異常而提出他的解釋。他說：「一九七九年我自費出版了《組織政治》之後，事情就鬧大了。我在這本書中宣稱，我擁有能掌握情境邏輯的分析系統，這套系統價值幾百萬美元。我犯的錯就是，我說我就是這套系統，而學會不過是個副產品。如果我沒那樣說，他們可能只會買下這個學會而放過我。但我現在反而成了箭靶。我出版這本書不久，就注意到在紐約市有人開始跟蹤我，不是空軍就是疾病管制局的人。我有理由相信我們家的電話遭竊聽。我相信空軍這時連絡上你媽，告訴她我在外頭鬼混的事。」

一九八〇年初，由於父親嚴重酗酒，因而掩飾了他奇怪舉動的根源。我母親發現他變成酒鬼，個性起伏不定，不能信任，喪失理性，又常常威脅她。母親警告父親，他再不戒酒就要跟他離婚，說服他在五月間參加十天密集戒酒課程，地點在明尼蘇達州的海澤頓基金會（Hazelden Foundation）。沒想到父親回來後，他的妄想比之前更甚，第一次他公然指責母親和許多政府機構勾結，想要盜取他的分析系統。母親不知如何是好，堅持他們夏天要分開渡假。

父親在瑪莎葡萄園島租了房子，在《葡萄園公報》及《華爾街日報》上登廣告，尋找投資人。廣告寫著：「極爲優良的出版品，保證市場廣大，享有國際聲譽。已有人出價，但條件不夠滿意。尋求伙伴共同經營，提供資金及專業市場經驗。」在那封一九八九年的信中，父親解釋之後發生的狀況，「瑪莎葡萄園島上到處都是情報人員，我的廣告引起了他們的注意。一九八〇年十二月我回到佩蘭市，馬上感到不對勁，我想電話被竊聽，我在電話中說了些不該說的，有關你母親和佩蘭市的其他人，結果變成把柄。我記得坐在那裡講電話，結果說的話全都廣播出去了。不久，你母親帶著你搬出去，我發現所有陰謀。他們要我相信，我爲了你母親參加了一場分析競賽，並且可以拿到一份報酬。所以每天我坐在電話旁邊，接收街上的訊息（卡車燈號、路人片段談話等等），以這些線索建立有系統的原型。這場競賽的規則是，我贏了今天的比賽，才能參加明天的比賽，目的是發展一套原型，記錄我如何分析訊息。如果我贏了所有比賽，就能拿到合約和整套原型，搶回你母親，重新開始我的事業。」

他們分居前幾個月，父親盡量不讓我接觸到所謂陰謀的事，他希望在我毫無所悉的情況下，可以說服迫害者收手，而母親不再牽涉其中。他不要因爲他的世界變成夢魘，連帶地讓我的世界蒙上陰影。所以他想完成不可能的任務：一方面他繼續如常當個父親，一方面以他的方式處理這個陰謀，不讓他自己以及他珍愛的任何東西籠罩在毀滅的威脅之中。

雖然我當年並不知道父親這幾個月來在想什麼，但我可以感覺他在改變。他看起來不一樣了，說話時咬牙切齒，老是心不在焉。同時維持兩個世界讓他心力交瘁，酒越喝越多，在我面前也毫不避諱。妄想症圍困著他，他的壓力越來越大。

我十一歲生日之後一個星期，一天傍晚只有父親和我兩人在家，我們一起看電視上的一部老片子。他坐在客廳白色塑膠椅上，我坐在他的腳邊，他不停喝酒，我聞得到他呼吸中的酒精氣味。電影播完後，他問我想不想出去兜兜風，說是想讓我看些東西。我覺得事情不太對，但還是答應跟他去。我們開車到佩蘭市的另一頭去，靠近鐵路，我們週末常常和喬治一起在那邊跑步。他在一間我沒看過的房子前面停車，說如果母親再不停手的話，就要和她離婚，之後我們父子倆就得住在這間房子了。我問他母親到底做了什麼，他告訴我全部的陰謀，還有母親的參與。我還記得他當時的話：「在這個世界上，有很多壞男人壞女人會用他們的笑容奴役你，你的母親就是這種女人。不過，我還是很愛她。我只希望你知道這整件事有多麼殘忍，至少質疑這件事。」

父親邀請我進入他的世界，參加一場他無法獲勝的戰役，因爲敵人根本不存在。他並不知道他的做法正如同祖母當年所爲，都想把兒子對世界的看法扭曲成跟自己一樣。

十一歲時，我就跟其他面臨父母離婚的兒童一樣，必須在父親和母親之間選擇一邊。但我的兩個選擇伴隨著兩種極端不同的解釋，第一種：母親沒變，溫暖、仁慈、誠實，而父親是瘋子。第二種：母親介入陰謀，想要破壞父親的生活，而父親是受到迫害的天才。我雖年紀尚小，但還能辨別什麼是眞的。我開始大哭，叫父親帶我回家。他照做了，但看得出來他開車時非常傷心，因爲他突然了解我非常怕他。

之後幾個禮拜，母親感覺到我的恐懼。她已經不能保證我會不會繼續受到類似的傷害，所以提出離婚的要求。我淸楚看著父親，那時他站在通往二樓的樓梯邊，母親說她要帶著我搬出去，父親慢慢坐在最底下的階梯上，手搗著臉。我想逃回二樓的房間，但這樣就必須經過他身邊，所以我只能站在原地。我哭了起來，母親在哭泣，父親也哭了。我們三人知道一切都結束了，我們家完了。母親盼望自由，但我不知道要盼望什麼。我想父親也許在那一刻看到了他的未來，一瞬間，他感受到未來十四年，生活上及精神上的折磨和迫害正等著他。

一九八一年六月，父母正式離婚。法官判給母親佩蘭市的房子和我的監護權，並且發出禁制令，不准父親接近我們和這棟房子。父親在三十八歲生日的兩個月前，失去了曾帶給他穩定的一切力量，變成不折不扣的外人。他搬回布魯克林灣脊區，母親同意他帶走喬治，我抗議無效。他開始兼職當計程車司機。那個夏天發生了極巧的事：父親在聖約翰大學指導過的一位研究生，告訴坎伯教授，他有一次搭計程車，司機竟然是拉胥梅耶教授。他想要與父親交談，但父親卻說他不能隨意說話，因爲這輛計程車已經被聯邦調查局竊聽。

父親和我始終沒有在車庫建成自然歷史博物館。當時他漸漸開始改變，埋在土裡的瓶子已被遺忘，整個計畫也中止了。我已經記不得瓶子埋在哪裡，但父親去世後我第一次回佩蘭市的家，走到後院檢視地面，隱約期待能在哪裡看到生鏽的瓶蓋凸出一角。我想確定父親的點子會不會成功。我站在那裡越久，腦筋越是一片混亂。我幾乎相信鹽酸的酸性不夠強，所以在我腳下某處有個玻璃瓶子，裡面依然有一個明顯的烏鴉骨架，血肉羽毛都已經分解。在那一刻，我覺得要是骨架猶存，似乎我和父親的感情，就終究還是留下了一點東西。

囚犯

再聽到他的聲音，感覺好像被困在醫院的電梯裡，旁邊擔架上躺著一個毫無知覺的病人，一種和死亡靠太近的恐懼；從留言中，我目睹了父親的精神死亡。

父親過世後的這幾年，佩蘭市的房子逐漸吐露了許多當年的秘密。裝滿泛黃相片和信件的箱子、空啤酒瓶、家庭錄影帶、日記、專題論文和書籍，都讓我對父親更加了解。但最大的收穫則是在一九九六年秋天，我從教堂山分校回來之後，從儲物櫃的底部找出了一疊預備回收的答錄機錄音帶。我翻出童年的錄音機，坐在我以前的房間裡，一卷接一卷聽著錄音帶。父母離異後，爲了避免父親的騷擾，家中答錄機全天候開著。我知道錄音帶中很可能錄有父親的聲音。

錄音帶忠實地呈現出那些年的生活風貌。答錄機的訊息一則一則聽下來，我驚訝的倒是那時生活竟一切如常，沒什麼改變。我聽到早已遺忘的兒時玩伴，邀我去玩電玩遊戲《神龍傳奇》與大富翁。鄰居外出時，請我幫忙照顧他家的貓。小兒科醫生留話給媽媽，說檢驗報告出來了，我的喉嚨受到鏈球菌感染。甚至聽到我自己兒時的聲音，問媽媽說我可不可以在好友法蘭克家過夜。

終於聽到父親的聲音，跟記憶中倒是完全符合。最後兩卷，從一九八二年起，一則接一則都是他的留言。那時候父親已經深信，聯邦調查局和中情局將會一字不漏，轉記下他所有的留言，再傳播出去。有些留言口齒不清、用詞粗鄙、胡言亂語，全然像個受驚的醉漢，其餘則是仔細準備好的聲明，敘述他最近遭受迫害的情形，他堅信自己是被害人。一則留言中透露在一九八一年三月，也就是離婚後三個月，他曾試圖自殺。

「是我，中情局局長威廉·凱西先生。我依先前的承諾，留下下列訊息。大概在一九八一年三月，貴局、美國電話電報公司、佩蘭市警局和其他單位，以下面的手段共謀逼我自殺：我妻子因受你們挑撥，攜子離我而去，你們陰謀陷我於孤立。你們在我家中即溶咖啡摻入鎮定劑。我長期受到電話騷擾，走路或開車時也不時有汽車騷擾我，目前騷擾情況依舊。雖然當時我還不知道，但你們已經用讀心術科技來對付我，所以我的一舉一動你們都非常清楚。因此，我積極尋求自殺的方法。我記得有天晚上在浴室的置物櫃找刀片和藥物，你們那邊負責的人應該非常清楚我的精神狀態，以及我如何積極尋求解脫之道。再見。」

精神分裂症患者有百分之十選擇自殺來逃避因精神異常所引起的恐懼。成年的我再度聽到他的留言，聽出了他的恐懼。小時候我放學回家，趁媽媽還在上班時偷偷聽父親的留言，只感到自己心中很害怕，並不知道他的恐懼。我怕他會傷害媽媽，也害怕他把我當成共謀，也許有一天也會傷害我。十五年後，他的聲音仍然令我害怕，但這種恐懼和以往不同，比較像我第一次碰上遊民的恐懼。我知道自己目睹了一件可怕的事，一件不該發生的事。但不止如此。再聽到他的聲音，感覺好像被困在醫院的電梯裡，旁邊擔架上躺著一個毫無知覺的病人，一種和死亡靠太近的恐懼；從留言中，我目睹了父親的精神死亡。

短暫、尖銳的嗶一聲之後，父親的聲音從後半句切入，前半句沒錄到。他加大音量虛張聲勢，幾乎聽不出來他很害怕。他在鼓起勇氣抗拒自殺念頭之後，決心反擊，要向全世界揭發陰謀。又一次，一個局外人堅持必須受到公平的對待，一個守門人決心以理智來規範不合理的世界。「我對上帝發誓，我是認眞的。整件事太過分了，作賤我，羞辱我過了頭，綁架我兒子。沒錯，這是不折不扣的綁架，我要以最適當的方法來保衛我的權益。不論你們怎樣企圖彌補，你們所謂的彌補，所有發生的事，所有你們計畫、推動、協助的細節，都會公諸於世。我保證你們會很難看！我這樣做是爲了我的兒子，如此一來你們就沒辦法用花言巧語愚弄世人，篡改歷史。這項工作可能費時十年，但我保證，一定會進行。我對上帝發誓，只要我還有一口氣在，我就不會停手！一直到司法制度還我公道，不管你是大公司、美國電話電報公司、中情局、政府或任何人，就是耗上十年，我也奉陪到底！」

學術生涯出了差錯，父母雙亡，沒隔多久又失去了妻子、兒子和房子，再再加速了查爾斯安想體系的發展，更讓他放手一搏，義無反顧。一九八二年開始，雖然已經沒有穩定的收入，但他把由離婚協議所得的一丁點股票賣掉，以實現他自己的承諾——將陰謀的全部細節付梓，公諸於世。他不再寫專題論文，卻充分利用所學的分析系統，以學會名義出版一系列研究通訊。每月一期，一共出版十五期，包括：《如何摧毀自由和世界（給中情局與蘇聯情治單位KGB的公開信）》、《責任：一個政治犯父親，給成爲人質愛兒的一封信》、《民主和自由企業爲負面的烏托邦》等等，分寄親戚、友人、與全世界的公眾人物等，希望有人贊同他的理念，凝聚支持來令迫害者難堪、壓迫對方無條件投降。意外的是，他從全國各地還收到不少訂單，不管訂購者是否也有精神問題，他們心中的陰謀論倒和他的幻想情境相當契合。

查爾斯把一個社會學家累積多年的智慧和訓練，全用在寫研究通訊。內容之錯綜複雜足以讓讀者大爲讚嘆，但也令人心痛，因爲這些文章正準確呈現一個妄想型精神分裂症患者所受的折磨。其中「精神分裂症」一詞從未出現，他渾然不知自己已生病，妄想系統把他的症狀重塑成迫害者精心設計而欲加害於他的社會實驗。他相信迫害者剝奪了他一切珍愛的東西，目的在於強迫他發展出分析系統的原型；而當計謀失敗，對方又設計了一種新的方法，將他們要的系統，直接從他的腦袋中取得，這讓他成爲一種新型社會實驗的第一個祭品。他稱這種社會實驗爲「思想控制」。他第一封通訊標題便是「美國的思想控制與科技奴役（?）」，他一開始就描述思想控制，並向世界揭發這個實驗的根本罪惡。

思想控制有兩種方法。查爾斯在快離婚時，察知第一種，就是迫害者無所不在。他認爲幾乎每個人都和對方合作，來觀察、控制及操縱他的行爲。「如果我把參與的名單，做成研究通訊的附註，會發現成員有我以前的雇主、同事、朋友、家人、銀行、保險公司、各大報社、電視台、廣播台、公用事業、宗教團體和婦女團體、退伍軍人協會、私人公司、各種政府機構、白宮、稅務局、海關、紐約市停車管理處等等。該問的問題是：『誰還沒有參與，而不是誰已經參與。』」因爲陰謀者四處皆是，迫害者就可以完全掌控他的一切社會行爲。每天只要是清醒的時刻，他都認爲自己活在一個刻意營造的社會架構裡，新世界裡沒有任何事情是偶然。

離婚後三個月，查爾斯發現了思想控制的第二種方法：「從一九八一年八月開始，他們可以從遠處讀取我的意識思想。所有我所知的防禦和閃躲策略，只要我想到，他們也就知道了。因此我無從逃避。」爲了說明迫害者讀取他思想的過程，查爾斯推論某種新科技的存在：「他們故意在食物中混雜低劑量放射物，讓我攝取了一定程度的放射物質。攝取後，我的外表、體態皆無異狀，血液中也沒有中毒跡象。思想記錄則由熱感應器或高科技無線望遠鏡執行，可以遠距離操控，甚至使用衛星。事實上，我已變成一個不能開關的無線發報機。」

在第一封研究通訊的結尾處，查爾斯解釋了這兩種方法如何結合以控制思想：「意識思想可以由遠處讀取，參與者則改變外在環境引發思想的改變。這和洗腦不同：進行洗腦時，質問者只能暗示你思考的方向；然而進行思想控制時，被監控對象的思考全然受到操縱與讀取。直接介入監控對象的心智活動過程是可能的。」查爾斯的迫害者可以將他的思想接上插頭，二十四小時監控，同時又可以隨意改變他所處的社會環境，因此隨時都可以修正、阻止或誘導他的想法思維。

「對方精心設計了一套信號和手勢，以控制我觀察的事物、我的認知，以及我如何解讀。也就是說，這套信號一旦遭到解碼，就可以知道我對某些私人事務會採取何種應對方法。不僅如此，他們還將我個人隱私的對話廣播出去。過去的失誤，成為笑柄，成就則被貶抑。他們把我的夢境暴露在大眾眼前，在大庭廣眾之下表演出來，讓大家嘲笑。

更糟的是，還把我充斥敵意、骯髒的想法告訴陌生人，要他們做出回應，他們眼中只看到我最齷齪、骯髒的一面。這些齷齪的想法明明是特務誘導我這樣想的，但同樣一批特務又因此而懲罰我。世上只有『地獄』兩字足以形容我的處境。」

從第二封研究通訊可以看出，查爾斯相信迫害者的目的已經不只是要偷取他那套分析系統。「他們把我當成白老鼠，利用我發展全套的『思想控制』技術，目標在實現一項重大且深遠的計劃：人格改變。」如果改變人格已成為他們的目的，就無法預知實驗會何時自行中止。說服大家相信他最有效的方式，就是使人們了解到，發生在他身上的事，有一天也可能會衝擊到他們，影響他們的生活。他警告研究通訊的讀者，不要以為他是特例而掉以輕心。如果他的思想和行為，能夠在違背自由意志的情況下，產生系統性的變化，同樣的事最終可能也會降臨到他們身上。

一九八二年七月，我十二歲，父親寄給我第一封研究通訊，此後每一期都會寄給我。研究通訊的大小、形狀和商用信封差不多，厚的達三、四十頁，用訂書針固定，米白紙板封面。每封都混合著他的雪茄味道。我拿著字典，仔細鑽研，一讀再讀，熟讀每一封研究通訊。那時我已經知道父親病情惡化，肇因於精神疾病，而非酒精。在他的研究通訊、信件和電話留言的陰影下，我像著魔似的，一心想知道父親到底是怎麼了。我試圖去了解我父親，一個與我冒險的夥件、與我共同籌畫所有偉大計劃的同夥、我長大後要效法的對象，怎會變成我在世界上最害怕的人？立志找出答案成爲我童年最後一個偉大的計劃。

父親搬走時，留下大部分的書。我讀完父親所有關於精神疾病的書後，漸漸得到了結論：父親的症狀和妄想型精神分裂症相當吻合。我從書中得知，造成精神分裂症的原因之一是遺傳基因，父母有一方罹患精神分裂症，子女得病的機率是一般人的十倍。我以前對於自己像父親而感到驕傲，但當我發現精神分裂症會遺傳時，不但有些洩氣，也開始害怕自己太像父親，以後會落得同樣下場。我盡可能不去擔憂這件事，我對自己說，如果一直掛慮這件事，得病的機率只會增加不會減少。

心中的恐懼、失落，加上旺盛的賀爾蒙分泌，使我成爲一個神經兮兮而內向的年輕人。儘管我盡量不和父親接觸，我仍舊對父親和精神分裂症極感興趣。我對源源不絕的書信和研究通訊很少回覆，也從不聽電話，但鈴聲響時，我總是急忙跑向電話，調高答錄機的音量，心想可能是父親打來的。

我當時並不知道父親在念研究所時，曾經做過精神分裂症的研究。一般而言，精神分裂症並不影響記憶力，我父親也是如此。父親知道他以前擔心過自己可能會患精神分裂症，現在從外人的眼光來看，也的確出現了精神異常的徵兆，這都會讓他的可信度受到質疑。在《美國的思想控制與科技奴役（？）》的第二期，他就直接指出這種可能性：「如果我的抗議太猛烈或太有效，或根據迫害者的意見，認為我的抗議有不必要的報復性，他們對我的實驗就可能終止，接著他們會否定一切眞相，最後在我身上貼上精神疾病的標籤。」

父親相信迫害者特別設計出一套實驗方法，導致他的抗議行為與精神分裂症的徵狀相吻合。他們使用新技術進入他的記憶後，找到他的弱點，就是他以前私下擔憂精神不健全。於是他們利用他舊有的恐懼，下手進行控制。父親的回應反應出他的決心，以及將事情合理化的能耐：「他們的戰略只有一個錯誤——輿論不能判定眞相，如同人類不能決定自然律。」

一九八二年，查爾斯病情持續惡化。一期期的研究通訊中，他所描述的思想控制不斷進展，正足以顯示他的病況日趨惡化。一九八二年五月，迫害者在思想讀取上獲得了重大的突破。之前，他們只能讀取他的思想，現在他們可以把訊息以聲音的方式傳達給他，只有他一個人聽得到。對這種「技術轉換」，「我想出合理的策略來應對，就是跟對方大聲理論，有時不得不在公眾場合進行，實在有點難堪。但現況發展已進到另一種層次，別無他法。」換句話說，一九八二年五月，查爾斯開始自言自語，這是精神分裂症的主要徵狀之一。

一九八三年初，查爾斯認爲他受夠了。他在研究通訊中重複警告，如果迫害者再不停止對他的實驗，他要出國。他眞的越過邊境進入加拿大，在魁北克省租了一間公寓。他本以爲實驗止於美國境內，沒想到騷擾情況一直持續，他感到非常害怕。他在抵達加拿大幾星期後，發生一次嚴重的車禍，他認爲這是迫害者以暴力方法要他閉嘴，於是他搬回紐約州。查爾斯一直在紐約州北部的小城間搬來搬去，每個地方一次只待幾個月。

那時他的情形已經非常怪異，不管住哪裡，很快就被當地居民排斥。紐約州許多警察局存有他的檔案，紀錄他深夜在公寓咆哮，搜尋鄰居的信件，在餐廳裡自言自語。太引人注目時，他就搬家。他總是搬到有大學的城鎮去，以便利用其設備和圖書館。這種模式一直重複。

查爾斯最大的恐懼，不再是迫害者突然中止實驗，不給解釋也沒有補償，令他無法對自己怪異的行爲予以解釋。因爲加拿大的經驗使他確信，實驗在短時間內不會終止。他眞正害怕的是實驗會更進一步，加緊擴大進行。一九八三年春天的一期研究通訊中，查爾斯總結了迫害者在他身上已完成的工作，並預測自己的命運——「任由著不公不義的司法程序宰割，一切我所擁有的，被一步步、系統性的剝奪，事業、房子、妻子、兒子、車子等等，清單擴大到社會認可、身分和心靈的平靜，最後我身陷精神病院失去自由。等到我的情緒被逼到狂怒的程度，連眞相都會失去。就這樣，思想控制引發旁人舉報，接著就是監禁在監獄或精神病院。」換句話說，查爾斯擔心迫害者爲了進一步控制他的行動自由，可能設下陷阱，引誘他犯罪，再把他送進精神病院。

爲了應付這個威脅，一九八三年秋，查爾斯永遠離開紐約州，在新罕布夏州格瑞森附近的伊士特曼住了下來。當地樹林環抱，人煙稀少。他不再發行研究通訊，也放棄了他的學會，希望暫時退隱，避免迫害者日益擴張的懲罰實驗，最好他們因不堪消耗而放棄，或另尋新的實驗對象。他明白，萬一他被激怒到不能控制自己，單獨生活在山村中也比較不會傷害別人，觸法的可能性比較低。

一九八三年十二月，我十四歲生日那天，父親突然現身佩蘭市。我在街道上與一群朋友在玩踢球，父親開著祖父留下來的米色旅行車緩緩駛來。我擔心父親會在朋友面前令我難堪，恐慌遠勝於喜悅。但我知道，他不但記得我的生日，還特地開了二百多哩的路來看我。在令我窒息的擁抱後，他拉著我，笑著說我的肩膀越來越厚了。媽媽那時從家裏走出來，他問她是否可以帶我沿街區繞一圈。他看起來還蠻清醒穩定的，媽媽勉強答應。

父親急於想知道我的一切，還有過去兩年半以來，我都做了些什麼事。我們走下山坡，向右轉入哈蒙道，走過我們和喬治一起發現烏鴉的地點，再右轉來到史多爾道，再次右轉進入華盛頓道走回家。他問的問題之多，簡直令我喘不過氣來，根本來不及回答。喜歡學校嗎？畫圖有沒有進步？有沒有女朋友？我的朋友是些什麼樣的人？有沒有再去釣魚？博物館收藏品有沒有增加？他寫給我的信有沒有全數收到？

爲了要讓父子關係在那短短的幾分鐘內正常化，父親絕口不提陰謀論、思想控制和離婚的話題。我一五一十的回答了他所有的問題，但是我仍舊無法擺脫對他的疑慮。父親一開口，我耳邊聽到的是電話答錄機中他的留言，以及想到他寄給我的研究通訊。但我當時鼓不起勇氣提留言或是研究通訊，也開不了口提出我對他病因診斷的猜測。山坡上的家映入眼簾之際，父親打開錢包拿了廿元鈔票給我，說他沒有時間幫我買份眞正的禮物。我拿了錢，跟他道謝。到家之前，父親給我一個擁抱，放開我，又再一次將我抱住，我掙開了他雙臂，跑向我的同伴，加入他們。當時我年紀太輕，根本沒想過可能再也見不到父親了，也沒想到那第二個沒抱完的擁抱，竟是父子最後一個擁抱。

一九九六年冬，我在風雪中開車到伊士特曼，這場風暴幾乎陷新罕布夏州於半英尺高的雪堆中。藉由父親警察局以及法庭的資料，我獲得了當年父親居住於此，一些可能認識他的人的資料。以那時的情況來看，當我獲知他居然在伊士特曼曾經交了個朋友，我感到非常訝異。我父親每月月初去繳房租時，上了年紀的老太太房東，總是會請他多待一會，跟她喝杯咖啡再走。她記得他們當時的對話，於是不但同意跟我見個面，談談父親，爲了這次會面，她甚至還烘烤了一個蘋果派。

這位房東回想起我父親每次和她見面，常常提到我。父親常提起過去的往事，並且說他每每想打電話給我，但總是找我不著，讓他倍感挫折。不過在他們的閒聊中，最常提到的話題還是桃蒂。「我的年紀差不多可以當他媽媽了，他也知道我兒女跟他年紀相仿。他最常問我的是：『如果妳是我媽媽，我這樣那樣做的話，妳會怎麼做？』然後，他會開始假設一些小孩子可能發生的情況，我當時的感覺是，他可能想要找出到底是哪裡出了問題。我盡我所能的幫他。」父親與這位朋友並肩，討論她管教孩子的方法。他似乎在完成博士論文「雙重束縛理論」後十五年，仍然走不出母親對他生命造成的陰霾。從父親問她的問題中顯示，他的迫害者試圖要讓他懷疑自己神智不清，這在他生命中那段困頓的歲月，並非完全無效。

離開之前我問了問這位房東，是否知道父親在伊士特曼的時候，後來發生了什麼事。她告訴我說，父親似乎跟一些鄰居發生了誤會，但是她並不十分了解爲什麼父親會在一九八四年六月，匆匆離開伊士特曼。我謝謝她熱心幫忙，之後再度回到雪地，繼續長途跋涉，找尋十二年前那兩位曾經報警舉發我父親的鄰居。

查爾斯來過佩蘭市的六個月後，他自己預測的未來竟然成眞。命運的折磨與困惑讓他難以抑制上升的怒氣，生命中頭一回，他行爲異常失去控制，出現暴力行爲。新罕布夏州的警局記錄了當時發生的事：在六月初的一天晚上，查爾斯帶著喬治一同散步，快要到家時，喬治追著一隻松鼠跑進森林，消失不見了。隔天一早，喬治還是沒有回來，查爾斯開始相信他的迫害者爲了要加重處罰，將他唯一的同伴奪走了。於是他開始敲打隔壁鄰居廚房的窗戶，當時鄰居太太正在準備早餐。他隔著玻璃窗大叫說他知道她偷了喬治，砸碎窗戶後逃逸。

當天稍晚，查爾斯順著伊士特曼路開車找尋喬治。一輛車切了進來，查爾斯跟著這輛車開進了她家的車道，對她大叫：「離我遠一點！」然後朝著她的臉揍了一拳。他很確定她切到他車前是故意的，因爲恐懼他愈來愈具毀滅性的想法而專程來給他教訓。當天晚上，警察在家中找到查爾斯，將他逮捕。喬治在幾小時前自己晃了回來。隔天一早，警察將查爾斯轉到位於康闊的新罕布夏醫院，進行精神評估，並且將喬治帶到當地一家獸醫院，等待牠主人精神評估出爐，再決定牠的命運。

由於媒體經常報導精神分裂症病患犯下暴力的罪行，很慚愧地，我必須承認，在著手調查父親生平時，最大的恐懼就是怕發現父親曾經殺過人。事實上，儘管媒體一般都對精神分裂症患者，給予煽情與扭曲的描繪，但大部分患者其實並不具暴力傾向。他們反而多半會離群索居，就像我父親發病後的舉動一樣。媒體會對零星幾起精神分裂症患者所犯下的暴力案件大幅報導，但卻很少報導病患的掙扎與成就，這不但不能反映眞實情況，反而只證明了媒體和大眾除非面臨直接的威脅，否則不會關心精神病患。

我抵達新罕布夏醫院時，大雪依舊紛飛。在一九五〇年代中期，大約有兩千名病患住在該院，我父親在三十年後住進醫院，當時僅有兩百五十名病患，今日更減到只有一百二十名。院方安排父親住進皮斯里大樓，但因爲病患人數銳減，大樓在一九八六年已經關閉。這棟大樓的前半部改建成一間間的行政辦公室。我來之前，向院方要求要看父親住院時的病歷，我到達時資料已經備妥，管理人員還帶我到其他大樓去看了看。

皮斯里大樓的東西兩廂以前是病房，現在荒廢了，猶如神秘巨型動物退化的器官。十個新罕布夏的冬季過去，十年間這裡沒有供水、沒有暖氣也沒有供電，造成的破壞，不下於經歷了一場大火。大部分用金屬加固的窗戶不是斷裂就是破碎，一條條剝落的油漆從天花板垂了下來，懸在空中，看起來好似蜘蛛絲結的綿密網絡，層層堆積的油漆塊和塵埃覆蓋著地板，幾乎覆蓋全部地面，枯乾的鴿子與烏鴉屍體，掩埋在這片廢墟中，牠們都是誤闖窗戶進來，卻找不到出路。進入病房處的大鐵門，與各個狹小單人室的小門，現在全都生滿了鐵銹。

除了幾張褪色撕爛的海報，規定病人在病房應該遵守的事項之外，唯一能證明我現在所處的地點並非廢棄監獄，而是醫院的，就是一樓走廊牆上掛的幾幅粗糙的畫。我向管理人員詢問這些畫時，他說這些畫全是由一個在六〇年代中期住在新罕布夏醫院的精神分裂症患者畫的。畫漆脫落、加上燈光昏暗，讓畫作散發出某種深奧神秘的情調，與畫作的背景十分搭調。每幅畫的題材都不同，有雷霆萬鈞的瀑布、撒哈拉平原太陽西下、一頭獅子的剪影、一隻灰貓坐在敞開的窗戶前，望著一大片彩色的花園，但是畫的訴求卻相同，都是「自由」。

六〇年代中期，州立醫院病患人數開始下降。當時覆蓋在一樓大廳牆上的畫還很新，我父親在南方幾百里外的另一家醫院工作，他還是一個年輕的實習學生，也是個頗有自我風格的研究員。當時有三項發展結合在一起，開始了「去機構化」（允許精神病患出院）的潮流：一爲一九五〇年代開始引進抗精神病藥物「穩他眠」（Thorazine，譯注：此藥並無直接進口，此譯名是國內使用相同成分的藥名），首次以藥物來治療精神分裂的病人；其二爲全國上下，愈來愈在意住院病人所需的醫療費用；最後，多起精神病院悲慘的狀況被揭露出來，造成社會大眾愈來愈積極保障精神疾病患者的人權。

爲了回應這股潮流，社區心理衛生中心行動法案於一九六三年通過，以籌措資金，在全國設置收容所、社區心理衛生中心、病友之家等基礎建設，用來取代以醫院爲照顧精神疾病患者場所的舊制度。對於非自願住院的相關規範也更加嚴苛，雖然每州法律不盡相同，法律條文也因地而異，然而通常都有下列的規定：個人必須已經對自己或他人造成明顯的、一定程度的危險，才能強迫他住院。

期後三十年間，大量病患離開醫院，流入社區。但是，心理健康醫療體系的轉型最後還是失敗了，因為基礎建設的經費向來不足。再者，為了精神病患而設立的社區心理健康中心，治療的對象往往反而是那些健康較佳、生活機能較正常的人。今天因為「去機構化」政策失敗，患有精神疾病的人中，百分之六十沒有受到妥善的照料，全國的遊民中大約三分之一是精神病患。

查爾斯年輕的時候，試圖為精神疾病找出新的觀點。時過廿年，他成了新罕布夏醫院編號第六四八八四號病患。他所有怪異行為的表現，頭一次被正式診斷出來，病名為慢性妄想型精神分裂症。在紀錄著他病情的檔案中，有院方不同人員手寫的資料，以紀錄病人的進步情況、症狀的改變、重要的論點與行為等。但這些都再次加深了查爾斯的信念，相信自己被迫入院，代表的是整個試驗的擴大。他相信他入院是對方仔細計劃過的舉動，對方要讓他懷疑自己神智是否健全，對自己失去信心，讓他在眞實世界中孤立，強迫他扮演病人與囚犯的角色。從一開始，查爾斯就相信醫院的員工是陰謀的一部份，如果他展現出一點點願意與院方合作的跡象，就會被對方解釋成他承認自己可能是精神病患。結果可以想見，他拒絕接受任何能幫他減輕精神病症狀的藥物治療，同時也拒絕提供任何有關他背景和經歷的資訊，這些讓查爾斯成了醫院中一個謎一樣的人物。

查爾斯一天大部分的時間都坐在同一張椅子上，病房盡頭的窗邊，花好幾個小時寫東西，寫在小便條紙上，也不給其他人看。他一向都是獨來獨往，從不跟其他的病人或員工交往，唯一停下來不寫的時刻，是吃飯時間或是到重量訓練室運動，他非常熱衷於健身。他對自己被關在醫院極度抗拒，當初又因爲暴力行爲而入院，加上高大的身型，種種原因都讓醫務人員、護士與醫生相當注意這個病人。醫院中的雇員與行政人員都認爲，他很有可能會脫逃，結果院方一直不准查爾斯像其他的病人一樣離開病房。

一直到九月，查爾斯寫了一封信給克里夫，指控他參與了陰謀，醫院才有辦法將他的過去一塊一塊拼湊起來。克里夫與醫院聯繫，想確定到底發生了什麼事，並且提供了院方查爾斯的背景資料。醫院方面非常訝異，院內唯一一位讓他們害怕的病人，居然是一位大學教授。醫療人員忠實的紀錄下克里夫的說法，加上警察的報告與病情紀錄，爲查爾斯的精神疾病檔案開了頭。到他死亡爲止，他的檔案超過一千頁。

員工並不知道，克里夫敍述的家族史，完全採取有利於科學箴言教會的立場：桃蒂與比爾是很好的父母，拉胥梅耶家族沒有什麼問題。根據克里夫的說法，今天查爾斯變成這種狀況，完全出於自己過度傲慢與酗酒問題，這些是他在離家之後所養成的習慣。這段話透露出的訊息很清楚：他意志軟弱，沒有信仰。桃蒂的偏執妄想，是查爾斯一心一意要擺脫的，現在居然又陰魂不散地出現在他的精神疾病檔案中。

一年過去了，查爾斯無法踏出醫院大門，只能透過鐵絲網縫隙看到天空。一九八五年六月，因爲查爾斯一直不願意接受治療，新罕布夏州麥瑞馬克郡的遺囑檢驗法庭判定查爾斯因精神失常而無行爲能力，爲了「持續的提供照料、監督與復建」，必須要有法定監護人。對精神分裂症患者來說，指定監護人往往是必要的，否則病患在妄想的影響之下，可能永遠不會願意接受治療。一般來說，只有在與治療相關的法律問題發生時，法定監護人才會與病患見面。查爾斯監護人的權責也相當有限，他有權決定查爾斯是否需要治療，但無權控制其財務，也不能限制他出院後的行動。在新罕布夏醫院精神科醫師的建議之下，查爾斯的法定監護人馬上授權，強制查爾斯服用抗精神病劑「好度錠」(Haloperidol)。

抗精神病劑效果顯著，但對查爾斯思考障礙影響有限。他很快就變得比較友善，沒那麼疑神疑鬼，雖然仍然會講述一些子虛烏有的事情，但是已經不再那麼強調了。很明顯的，他還是沒有病識感，無法了解他病況進步與服藥之間的關係。他的病歷記載，「雖然查爾斯無可奈何地接受了藥物治療，但他從來就沒有清楚藥物的益處。舉例來說，他說過不知道爲什麼突然之間，對方不再讀取他的想法。不過既然他們停止這樣做，那他也就不再自言自語了。」

雖然查爾斯症狀仍在，但顯然他已不會對自己和別人造成傷害，醫院準備讓他有條件出院。查爾斯簽署一張聲明，同意出院後每星期到黎巴嫩心理健康中心與個案輔導員會面，並且繼續自動服藥，若不遵守約束，則會被送回醫院。醫院的社工人員幫他在新罕布夏州黎巴嫩這個地方，找到一間單房的公寓，搭一小段巴士就可到達特茅斯學院。

在法定監護人的協助之下，他開始收到每個月六百零四元美金的社會福利補助金，這是由社會安全局所提供給身心障礙者的福利。

查爾斯再度回到外面的世界，卻發現他在醫院忙著對付迫害者的這段期間，已經幾乎失去了一切他所擁有的東西。車庫沒有收到月租費，已經把他的車賣掉；當地獸醫院沒有收到喬治的飼養費，已經把牠送給別人領養；查爾斯入院時，伊士特曼的房東同意讓他把一些最重要的物品存放在地下室，裡面包括十年來的心得日記，記有他對將來社會研究的一些想法。出院後，他跟房東聯繫，她卻說因為淹水的關係，所有一切都泡壞了。

連續十六個月住在州立醫院後，在一九八五年的十月，查爾斯被放了出來。從他自己的觀點來看，接受出院的安排並不是要幫他適應社會，而是惡夢的實現。這剝奪了他生命中所剩不多，他認為還有意義的東西。查爾斯領取一紙妄想型精神分裂症的診斷書，每日口服藥抗精神病藥劑好度錠的處方籤，月領六百零四元的社會福利補助金，並且遭受警告，如果他想奮力掙脫精神分裂症這個標籤，他們會取消出院條件，再度送他進精神病院。他掉進陷阱，無路可退，只能接受。他唯有接受精神分裂症的診斷，才可獲得緩刑。如果以言詞或行爲對於診斷提出異議，他會再度喪失身體上的自由，直到屈服爲止。迫害者兌現了以往的威脅：絕不承認他們做過的事，同時把他貼上精神病患的標籤。現在全世界只有他一個人相信，自己是理智的。

精神分裂症患者

父親過世後，我重讀這封信才明白他說的沒有錯：先不論邏輯上的必然性，排斥他的確是在排斥自己：其一，我自毀爲人子的身分。其二，伴隨的罪惡感作梗心中，讓我又無法抛開這個身分。進退維谷，無從定義自己。

一九八四年六月，我十四歲，父親突然不再來信。我沒想過父親會不會遭到不測，只想到他可能把我給忘了，眞是年少無知。一九八五年十月，我再度收到他的來信，當時他剛從新罕布夏醫院出院。十六個月通信中斷的日子，我常常想到他，但我畢竟年輕，所有力氣都用在捱過尷尬討厭的青春期，根本就顧不了他。諷刺的是，就在這段期間，我對精神疾病的興趣逐漸增加，大部分的精力都用在上頭——我畢恭畢敬地拜讀關於精神分裂的書籍，並開始崇拜精神病患的創作。我訝異人類心靈是如此脆弱，然而我們竟理所當然地以爲自我是統一與不變的。父親出院後繼續與我通信，此時他並不知道他年近十六的兒子，已自我定位爲精神分裂症患者之子。

書信往來當中，父親努力重拾正常父親的角色。他小心翼翼，不去提到住院、治療以及陰謀的事。雖然遠在他方，但他盡力培養我的興趣，鼓勵我繼續深造。舉例來說，他知道我喜歡詩，就花了一整個星期的時間，在達特茅斯圖書館爲我蒐集相關書目。他還買了一系列哲學叢書給我，其中有維根斯坦、柏克萊及奎因，還附上一封信，寫著：「我之所以買這些書給你，因爲我認爲你的書房一定要有這些書才堪稱知識份子，至少以我的標準來看。」

十六歲那年的生日，父親寄給我他最新的著作。這是他最好的禮物，因爲對他來說，世界上沒什麼比這更具意義。附帶的來信裡明白提到，他拒絕因爲思想控制、精神治療、和州立醫院十六個月裡的回憶等事，而氣餒或鬆懈。他還寫道，他對社會學的興趣又再度復甦。他的研究學會重新開始運作，繼續研究情境邏輯。他以前的「分析系統」，現在改稱為「分析空間」。信的結尾，他寫出對未來的看法，審慎但不失樂觀：

作父親的我以慘痛的人生經驗，給你一個建議：眞正的投資，其實只有你自己，以及你所能做的事，這是別人奪也奪不走的。也只有在不斷自我成長的過程中，這項投資才有回報。過去五年來，這條路我走得不輕鬆，但我很幸運地能再度領悟這個道理。藉此，我得以在達特茅斯正常工作，心情不致過度沮喪或恐懼。坦白說，我不了解怎麼會有人要退休，我又再度明白自己是永遠不會退休的。

我時時掛念著你，假如有什麼需要，儘管告訴我。

愛你的父親

父親突然轉爲正常，讓我困惑難解，就跟他當年開始發病時一樣莫名其妙。我逐句檢視他的來信，從中尋找精神病症的蛛絲馬跡，竟然什麼證據也找不著。不知從什麼時候開始，我下定決心，只有父親維持正常我才會繼續與他聯繫。但精神分裂症無法治癒，目前的療法效果也仍然有限，我當年的要求實屬過分。由於困惑不解與時時警惕，我始終沒有勤於回信，對於父親如此努力挽回父子之情，也沒有什麼反應。

從新罕布夏州黎巴嫩的個案輔導員處，我才知道自己的困惑曾帶給父親什麼樣的影響。一九九六年冬天，我拜訪了父親的輔導員約翰•艾格倫（John Englund）。他說話輕聲細語，一頭白髮，膚色白皙。我們談話的地點，就是十年前他與父親會談的同一個辦公室。幾乎在每一次的會談中，父親都會對我鮮少回信一事，表達挫折之感。每當他談到我的時候，就會來回踱步，聲音沙啞，淚水盈眶。不過，他仍繼續寫信給我，而且盡量不給我回信的壓力。艾格倫簡單地告訴我，我對父親有多重要：「只有在這份父子關係中，他才能感受到希望，才覺得自己和其他人有關聯。我覺得，要是你們兩個不再保持聯絡，等於是切斷了他最後一線牽掛。」我要求他再說一次，原因並不是沒聽清楚，或沒有聽懂，而是要讓這些話烙印在我的心中。如此一來，當我回到曼哈頓的公寓中，於腦海中重新組織對話內容時，才不致於輕輕放過。直到我聽到這幾句話，我才確切明白離婚後的那些年，父親有多麼寂寞，而在他日益疏離的生命中，我的角色又有多重要。

查爾斯決心要重新振作，甚至要開始尋找教職。艾格倫回憶說：「他的決心與作風，有如壯士出征。我不知道要怎麼說，不過他是個聰明絕頂的人，憑這點就能戰勝精神失常所加諸於他的限制。」雖然在他們每週的會談中，查爾斯仍有自大狂以及被害妄想的症狀，但是在他用二手打字機寫給各大學的求職信中，他的語氣與內容卻總是合宜而完美無缺。出院之後，他憑印象寫了封履歷，忠實地記載他的學術成就以及出版品，沒有絲毫誇大。其中也收錄他近期關於「分析空間」的研究，和他早期關於情境邏輯的論文，而妄想影響下所寫的研究通訊和「思想控制」等則隻字不提。查爾斯的資歷不錯，文筆也清晰正常，因此總能在幾個地方性大學中爭取到面試機會。

一九八五年十二月，他出院後兩個月，求職一事首度有所突破。他受黎巴嫩學院之聘，從一九八六年三月開始教社會學概論，課名爲「社會學的理論與實踐」。薪水很微薄，但是這是他第一次有機會能夠彌補中斷的工作經歷，對於想重返學術界的人，這點相當重要。接下來的幾個月，查爾斯認眞準備上課教材。能夠重返教學崗位，查爾斯喜悅的心情表露無遺，在每週與艾格倫的會談中，談話的內容常常圍繞於課程。他解釋了課堂要強調的主題，甚至還試教給艾格倫看。在某些難得的時刻，他甚至坦白地表露情感，追憶在威廉與瑪莉學院上的社會學導論。他期許自己能夠鼓勵學生，就像當年的教授鼓勵自己一樣。

然而就在開課前兩天，查爾斯收到黎巴嫩學院的來電，告知他因爲選課學生人數不足，課程取消。當天稍晚他與艾格倫會面時，他說自己幾乎沒有勇氣走過來。查爾斯的失望加重了他的妄想症。下一週的會談裡，查爾斯焦慮、惡意和被害妄想症狀加劇。艾格倫開始收到社區抱怨查爾斯的信件。查爾斯指控達特茅斯學院圖書館員監視他，校方因此告他擅闖校地，禁止他重回圖書館。他的鄰居聯合寫了一封信給他的女房東，後來這封信轉給了艾格倫，查爾斯各種的乖誕行徑都羅列其中：亂拆別人的信件、深夜單獨在房間裡大聲咆哮，內容盡是恫嚇猥褻之屬，甚至有人看過他向窗戶外撒尿。

查爾斯意圖躲避精神分裂患者之名的第一次只維持了很短的時間。一九八六年三月三日，他又被送回新罕布夏醫院，接受緊急評估。查爾斯在入院時坦承，過去的三個月以來他沒有服藥。由於他沒有病識感，面對藥物帶來的副作用，拒絕服用自然是最實際的反應。好度錠短期的副作用有嗜睡、焦躁不安、口乾舌燥以及視線模糊，長期的副作用則包括體重增加、性慾降低、性功能障礙，嚴重影響生活品質和情緒。更嚴重的副作用還有：錐體外症狀以及遲發性運動障礙。錐體外症狀包括不由自主的顫抖和肌肉僵硬，遲發性運動障礙是一種失調狀況，典型的症狀爲嘴巴、嘴唇、舌頭和四肢的運動扭曲——接受舊式抗精神病藥物如好度錠的患者，百分之十五到百分之二十有遲發性運動障礙，患者會因此對社會活動退縮不前。

查爾斯告訴治療團隊，他認爲自己無法找到全職教職，是因爲在面試時表現出錐體外症狀，這點可能性很高。這段期間，州立醫院的治療團隊在病歷中提到：「他把手肘放在椅子扶手上時，前臂和手常會嚴重抖動。有時候爲了控制顫抖的手，他用力緊抓扶手或膝蓋，直到關節發白的程度。」雖然查爾斯不曾明講，但是在艾格倫的印象裡，查爾斯把藥物的副作用視爲另外一種形式的陰謀，一方面殘酷地提醒他精神分裂症的標籤還在，另一方面也刻意阻止他找到工作。

在法定監護人的同意之下，查爾斯服用可捷劑（Cogentin）以減輕錐體外症狀。此外，爲了在出院後方便控制其服藥情形，原本的口服劑被換作每個月注射一次的好度錠。他復原神速，很快就準備出院。雖然藥物可以減少復發的頻率與程度，卻無法預防復發。有鑑於此，新罕布夏的治療團隊對他出院後的前景並不樂觀。在他出院前的病歷中顯示，醫院的預期相當保守：「雖然查爾斯的妄想始終仍在，但如今他的行爲和態度已和上一次出院時的情況相近。他至少有好幾個月的時間可以正常生活。」一九八六年五月一日，查爾斯從新罕布夏出院，但治療團隊顯然預期他會再度入院。這種因爲去機構化政策所導致的入院出院循環，精神疾病領域稱之爲「旋轉門」。

一九八六年十月，父親給我一句話：「不管環境如何險惡，永遠沒有理由放棄。」我在喪禮中朗誦的正是這一句話。六個月內二度住院並沒有阻礙他找工作，他也從未曾停止努力撕掉貼在他身上的「精神分裂患者」的標籤。十月初，治療團隊在父親的督促之下，把他近期關於分析空間的作品寄到地方大學，接受評估。他的病歷裡有這樣的記載：「每隔一段時間就會有人質疑，拉胥梅耶的作品到底是源自於智慧，抑或是精神病造成的妄想。近來，一些地方大學社會學教授已經肯定他的作品確屬學術研究。」父親寫信給我的時候，心裡想的大概就是這種同儕評論。然而正面的同儕評論仍未帶來教職。當父親與寫下正面評論的教授面試的時後，他還是無法說服他們聘用自己，連兼職工友或管理檔案的辦事員等職位都不可能，教授一職更是毫無希望。

查爾斯向艾格倫傾訴面試情況時，他似乎覺得思緒不清而倍感挫折。艾格倫懷疑，查爾斯害怕自己在求職面試中偶爾顯露出迷亂狀態。「查爾斯是個聰明絕頂的人，口才好，反應快，聯想迅速。不過，有時候他似乎覺得自己聰明不再。在我看來，他的記憶力跟詞彙都維持原有的水準，但是精神失調影響了他的組織能力。只要他發現自己有認知障礙時，他總歸咎於藥物的作用或迫害者的陰謀，而非精神分裂症。」

查爾斯仍繼續應徵教職並繼續獨立研究。但是壓力與失落感接踵而至。在每週的面談中，他越來越偏執於「思想控制」的想法，被害妄想的情形日增，情緒也越來越焦慮。一九八七年四月，查爾斯指控艾格倫爲陰謀的共犯，拒絕再與他會面。連續好幾週，艾格倫試著以電話聯繫他未果，於是登門拜訪，查爾斯拒絕應門。一週後，艾格倫再度造訪，門開了，但門鏈仍上著。艾格倫試著從門縫中接近他，但查爾斯陡然用肩膀把門頂上，差點夾住艾格倫的手臂。事隔十年，艾格倫想起他們最後一次會面的情形時，臉上仍難掩失望挫折之情。「我想深入查爾斯的內心世界，卻做不到。精神錯亂隔在我倆中間。我很敬重他，認爲他是壯士之輩。他與疾病打的是場硬仗，勝算微乎其微，卻能維持高度的自我尊嚴。」

隔天，警方帶走查爾斯，送他回新罕布夏醫院。一個月後，他再度出院。爲了方便找工作，他搬到州裡最大的城市——曼徹斯特。查爾斯的個案轉到曼徹斯特心理健康中心，換了新的治療團隊。他還是找不到工作，但他依然每天寄發求職信。

那年十二月，我十八歲了。剛升大一，生活迷惘而痛苦，還在適應住宿生活。父母離婚後，這是第二次父親沒有寄給我生日禮物。（第一次發生在父親住院十六個月期間。）我哭了，以爲他忘了我的生日。我突然開始懷念過去他爲我精挑細選的禮物：一整組的木製餐具、藝術百科全書、禿鷹造型的桌燈、大型鐵壺、整套的製圖筆、動物足跡田野指南、解釋神話怪獸的書。一年來第一次，我徹夜寫信，一改再改，爲的是告訴他我的大學生活情況，讓他知道我有多思念他。我還附上手工書，裡面是我高中時期的詩作，其中有一首下品詩描述遊民，詩題爲「一〇四街與百老匯大道口的拾荒女。」

生日隔天我收到父親的禮物，是一本尤金・歐尼爾劇作集，這是父親最喜歡的書。他沒有忘記我的生日。一週後，我收到他一封長信，回憶他十八歲那年，在威廉與瑪莉學院，剛開始交女友、初識社會學，還有文學批評等等，充滿懷舊之情。「我覺得你的詩唯一不合適的地方就是關於『蜜蜂』的那行，讓你要說的道理顯得太瑣碎。」此外，他也表達了父親的關懷：「看了你的信，裡面提到像是『沒有什麼好朋友』，我有點擔心。我知道這聽起來很老套，但是根據殘酷的人生經驗，你必須學著接受別人本來的樣子，而非你所期待的樣子。一直以來，我最大的問題就是過度挑剔與我有利害關係的人。我不知道『不適應環境』這句話所指爲何，不過我在你這個年紀的時候，也曾面臨相同的問題。一切都會過去的！」

就這樣我們開始一整年熱絡的通信，也是唯一的一年。一九八八年，我十八歲，父親四十五歲，是我們八年以來最親近的歲月。這是父母離婚後頭一次，我期待他的來信，並勤於回信。然而，我還是忍不住在字裡行間尋找妄想症的蛛絲馬跡，不過什麼也沒發現。我們的書信往返就像是種相互求愛，彼此誠懇地試圖重建這份關係，回復原本該有的父子之情。我們專注在美好的時光，避免任何會讓彼此打退堂鼓的話題。

父親的來信寫道：「分開已經好長一段時間了，但是這並不減損我對你的愛。假如眞有什麼差別的話，那就是我太常活在過去。對我來說，你還是個十一歲的孩子，如今你已長大成人。猶記當時分開時，就好像有人猛然挖空我的心臟一般。我總想著過去一同騎腳踏車、釣魚、帶喬治散步、看電影、出外吃晚餐等等的情景。我對於過去八年十分懊惱，但過去就算了。假如我們可以持續通信，至少能維持父子之情。」我則回信：「我記得一同看怪獸電影、遛狗、捉蟹、釣魚、一同計畫、一同尋寶。我必須承認這些回憶是零散的，但感覺是純粹的——你一切安好，彼此能繼續通信，這對我十分重要。」

一年後，一九八八年秋天，我們繼續通信。他讓我知道找工作的情況，並告訴我「分析空間」的研究進展。我則告訴他學校的課程和約會的經驗。我們談論哲學與心理學，這是我們共同的興趣，也是我想要主修的科目。我們甚至相互推薦書籍：父親推薦給我前所未聞的經典著作，我則推薦父親他不熟悉的新作家，因爲他已離開學術界好一陣子。

一九八九年一月，父親來電，說他會到紐約參加表哥喬爾的婚禮，問我要不要和他見面。我告訴他，我需要考慮一下。久別重逢的提議令我出奇不安。假如我在他的心中仍是十一歲的孩子，那他在我心裡也仍是當年在佩蘭市時，於答錄機裡留下猥褻威脅字眼的瘋狂父親。就在這些回憶盤據我心的當頭，我坐下來寫了封信，第一次直言不諱的問他精神治療的事。我希望在相聚以前提出來，打開天窗說亮話。然而，我這樣等於在問他一個天眞而殘酷的問題：你還是瘋子嗎？

父親回我一封長信，從他妄想症的觀點出發，鉅細靡遺地描述過去十年發生在他身上的事，包括於新罕布夏醫院住院治療等經歷。「以下所寫必須嚴格保密。除了我第一次住院之外（因爲拒絕接受治療的緣故，我在裡面監禁了十六個月），未曾向人透露這些事。」接下來是整整八頁的紀錄，依照時間順序描述陰謀的各個階段。在信的開頭與結尾，父親拒絕承認他罹患精神病，並責備我對他得的病有所微詞，這些話在十年後的今天，想來仍然刺痛。

至愛的納但尼爾：

剛收到你的來信。我沒有精神分裂症。就算我有，你的慈悲心又在哪裡？這種病是社會和醫療因素造成的，個人根本無能爲力，單憑這點，就沒有理由歸咎病患……。

無論如何，我從來沒有妄想症、幻聽什麼的。就算這一切都是我自己所幻想出來的（而事實並非如此），你他媽的好大膽子，敢這樣背棄自己的父親。我不該說這些話，諮商師也反對我如此，但是你的口氣就像是個傲慢的小混帳，該好好打一頓屁股。

愛你的父親

我讀這段話的時候，年紀不過十九，太年輕了一點。我知道父親動筆的時候，心中一定痛苦難當，因爲紙上還有淚漬的痕跡。但是我只注意到文字本身，而非文字背後的心情。他寫的沒有錯，我是個傲慢的小混帳，我回他一封無禮的短信，一句話就切斷了父子關係：「我不能活在你的世界，你也不能活在我的世界。」那時候我並不知道，缺乏病識感是精神分裂的症狀之一。我也不知道，提到治療的事等於跟他劃清界限，選擇站在迫害者那邊。因爲他一直認定迫害者運用權勢，千方百計要說服他承認自己有病。我的質疑坐實了他的失敗。一九八三年，他曾在電話答錄機中留言，說明自己印製研究通訊的主要目的：「我這樣做是爲我的兒子，如此一來你們就沒辦法用花言巧語愚弄世人，篡改歷史。」結果他的兒子還是倒戈相向。

如今我每次想起當初與父親斷絕來往的決定時，就會想到約翰・艾格倫說過的話：「他只有在這份父子關係中，才能感覺到和其他人有關聯。我覺得假如你們兩個不再聯絡，等於是斷了他最後一線牽掛。」我斷了他與人世的最後一線牽掛，完全沒有顧及後果，而等我驀然醒悟，爲時已晚。我早該淸楚，無論他的妄想系統如何解釋世界，父親仍然跟任何人一樣，需要穩定持續的社會關係。我也該捫心自問，如果連兒子都不願與他維持關係，那他還能指望誰呢？這件事之後，父親仍繼續寫信給我，斷斷續續的告訴我他的生活近況，並希望我們能夠重新開始。他不顧我的冷漠，也不顧自己所承受的痛苦，拒絕放棄這段父子關係。

離開約翰・艾格倫之後，我開車前往曼徹斯特，去見當地心理健康中心的治療團隊。於第三度從新罕布夏醫院出院到一九八九年一月中間，父親的專案輔導員一個換過一個。專案輔導員的工作不受尊重，酬勞又低，許多輔導員很快就精疲力竭，轉而從事其他行業。大約在我與父親斷絕來往的那段期間，他的個案轉到了黛安・蒂查索（Diane DiStaso）手上。她的個子嬌小，個性直接而剛強。她立刻安撫我，讓我知道這次的面談雖然對我來說不太習慣，但對她而言並不稀奇。這已不是第一次家屬在得知病患死亡後，前來找她了解情況。聽完她描述父親，我更希望當初沒有和他斷絕來往。

一九八九年十一月，查爾斯失蹤了。兩度爽約之後，蒂查索開始擔心，決定登門拜訪。蒂查索發現查爾斯不在，信箱裡塞滿了各大學寄來的拒絕信。她擔心查爾斯沒有知會治療團隊就逕自搬家，於是打電話給克里夫。克里夫說查爾斯十月底的時候曾經來電提到：「我要去海軍教社會學。」蒂查索認爲這句話的可能性很低，該是源於妄想症。查爾斯也許早已離開曼徹斯特，甚至新罕布夏，或許就是像他常提到的，已經搬到加拿大去了。

然而查爾斯這次卻非妄想。一個月前，查爾斯辛勤求職終於有所斬獲。他在離新罕布夏千哩之遙的地方，找到十年來唯一一份教職。一九八九年十一月廿七日到一九九〇年一月十二日，查爾斯開了兩門心理學課程，兩門社會學課程，對象是美國軍艦辛普森號上的海軍官兵。當時正值沙漠風暴，他們於波斯灣護送插有美國國旗的船，執行中立運輸任務。這個教職是由中德州學院與美國海軍所合聘，可以想見這十年來，查爾斯如何拼命地求職。

查爾斯之所以能夠受聘，是憑著他優越的大學及研究所的成績，還有一九七〇年代的教學資歷。他以「人類行爲的分析、評估和設計學會」之名塡補履歷表中空白的十年。據他描述，這個學會是出版及顧問公司，客戶遍及國內外。他自己擔任會長，年薪美金三萬。至於他爲什麼還要找工作，他的說法是，因爲去年他把公司賣掉了。一九八九年十一月廿五日，查爾斯通過政府的安全認證，飛往波斯灣。他一個科目拿到美金八百一十元，四科總共三千多，年收入比前一年增加三成。

一月底，查爾斯回到曼徹斯特。他撥了電話給蒂查索，交代這段期間的行蹤。蒂查索隨即打電話到美國海軍查證，心裡估量八成找不到查爾斯在辛普森號開課的紀錄，沒想到不但得到了證實，軍方還說查爾斯的教學表現優異。病發後第一次教學的壓力，以及自十月後就中斷藥物，都沒有影響他的表現。對此，查爾斯也大感振奮。蒂查索在病歷中寫道：「查爾斯覺得這次遠行已經證實自己在工作及人際方面的能力，現在他想要繼續找工作賺錢。」因此，查爾斯要求試行減少好度錠的劑量，治療團隊也同意了。治療團隊的目標是試著能找到最少的劑量，讓副作用降到最低（目前還是有副作用），而病又不至於復發。

自從診斷出有妄想型精神分裂症以來，一九八九年是查爾斯情況最好的一年，不但事業有成，思慮也清晰。這段穩定的期間是查爾斯第一次，也是最後一次意識到自己的病情。病歷中提到，雖然他否認自己罹患精神分裂症，也不認爲藥物有什麼作用，但仍知道自己有些認知障礙：「查爾斯覺得需要諮詢別人，來分辨眞實與虛幻。他說他喜歡探討理性和非理性的界線。此外，他提到對自我和疾病的新觀點，就是把妄想症當成一種信仰。不過當要他進一步解釋此觀點時，他卻沒有詳述。」在東部州立醫院當看護至今，事隔廿五年，他再度試圖針對精神疾病提出新的看法。差別是，現在的他身兼研究者和被研究的對象。還有，他的成敗攸關自己的整個未來。

查爾斯的看法引發了一個問題：把妄想重新定義爲信仰，會產生什麼新觀點？有一個可能的解釋是：被害妄想症的病患很少會相信自己的想法是妄想。他們所經驗的每一件事，在透過精神錯亂的稜鏡之後，對他們來說皆爲眞實。假如有人想要證明他們是錯誤的，自然會違背他們的親身經驗，輕者認爲對方無知，重者則產生陰謀論之想法。（畢竟，他們要如何說服自己，自己沒有能力了解顯而易見的事實？）在這樣的過程中，他們的妄想症系統反倒越發堅定不移。然而，假如我們能鼓勵患者把妄想當成一種信仰，無關對錯眞假，他們就比較能接受別人有相反的信仰，未必是什麼陰謀。長期下來，這種方式也許可以幫助他放棄自己的信仰，轉而選擇較爲社會所接受的信仰。

重新把妄想定義爲「信仰」，其實是訓練包容心。如果要對患者有持續的正面效益，這種包容心的訓練必須擴及到患者周圍的人。就像我們從小知道應該尊重信仰差異一般，我們也應該學習包容病患偏差的思想與行爲。我與父親斷絕來往，正是缺乏包容心。如果說因爲世界觀不相容，彼此就變得毫無瓜葛，這其實是一種假邏輯之名而行的偏見。我們每個人每天不都有許多時間，是與自己信仰不同的人相處？在妄想症病患力圖合理化他們的世界時，我們越是包容就越能紓解他們的壓力，讓他們能更自在地活在我們的的世界，而非把他們推往邊緣。

查爾斯努力重回常軌，在混亂的思緒中整理出一套想法，以便與更廣大的社會和平共存。但是，他卻發現自己所剩的時間可能不多了。一九九一年七月的病歷紀載：「拉胥梅耶先生最近作了全身健檢，結果顯示，他可能經歷過一次微弱的心臟病發，但自己並不知情。」十年來爲了對抗精神疾病，長期承受的壓力，無疑是他健康的一大殺手。精神分裂症病人常有的不良生活方式，也許也是因素之一。

例如，大多數的患者都有抽煙的習慣，查爾斯也是其中之一。就蒂查索的觀察，查爾斯抽的量，比她任何一個病人都多，多到他的手已經染上尼古丁的黃色痕跡。百分之七十五到百分之九十的精神分裂症患者有抽煙的習慣，是全國平均值的三倍。證據顯示抽煙可以減輕某些精神分裂的症狀，也算是種自我治療。不過也有證據顯示，尼古丁會減低抗精神病藥物的療效。患者一但有了煙癮，就會比一般人更難戒除，因爲戒除尼古丁之後，會引起短暫的病情惡化。如此一來，他們罹患菸害相關的疾病，諸如心臟病、肺癌和肺氣腫的機率更高。

一九九一年耶誕節，也許是因爲意識到自己健康惡化，他捎給我一封信，重新檢視我與他斷絕來往這件事。信中提到：「把別人永遠排除在外只會阻礙體諒與了解，心中必然會常常有矛盾感，因爲你其實在排斥你自己。」他渴望重拾父子之情，程度之深還拿分析空間來證明邏輯上之必然。父親過世後，我重讀這封信才明白他說的沒有錯：先不論邏輯上的必然性，排斥他的確是在排斥自己：其一，我自毀爲人子的身分。其二，伴隨的罪惡感作梗心中，讓我又無法抛開這個身分。進退維谷，無從定義自己。

健康檢查後的幾個月，查爾斯開始有不自主的扭動，稱爲遲發性運動障礙。在好幾次試行降低劑量之後，一九九二年春天，醫療團隊發現降過頭了。妄想症復發，查爾斯寫了一封接一封的信給醫療團隊，責備他們參與強化思想控制的計畫。寫給法定監護人的第一封信記載了病發的時間：「你知道的，從一九九二年一月十五日至今，迫害者以汽車騷擾的模式出現，曼徹斯特警方也是他們一夥的。」給蒂查索的信裡提到，他拒絕再出席每週的諮商或接受任何治療。他開始否認過去所有懷疑自己精神狀況的言論：「過去我所有關於精神狀況的言論，之所以會出現在病歷中，都是遭到脅迫所致。」由此可知，他心中早已把妄想當成信仰。

查爾斯再度打從心底認爲，眾多迫害者共謀要爲他貼上瘋狂的標籤，他的挑戰就是如何維護自身的理性。他不再致力於發展對待精神疾病的新觀點，甚至連「分析空間」的獨立研究都拋諸腦後。一九八三年以來，他首度全力對抗思想控制。他又一次把微少的積蓄，花在大量郵寄，爲了是把加諸在他身上的邪惡實驗，公諸於世。隨著資金減少，寄發內容不再是自撰自印的研究通訊，而是把他寄給各個共謀者的信函影本，全都用訂書機裝訂起來。

一九九二年我收到過一份合訂本，但是沒有讀完其中的每一封信。第一次全部讀完是在曼徹斯特心理健康中心，與蒂查索見面之後。我在翻閱父親檔案時，再次看到這份抗議信合訂本。我很訝異的是，收信人不但有美國總統及紐約時報主編，居然還包括我自己在內，只是一九九二年我並沒有發現。那封信開宗明義就提到，在父親的想法裡，我最後還是加入陰謀者的行列。要不然，在他不知道自己有病的情況下，他該如何解釋我爲何如此固執，不肯與他連絡？「納但尼爾，如今你已經知道，我十一年來寫給你的信中所說的都是眞的。從附件中你可以發現，陰謀活動逐月擴大。也許你這位好夥伴能夠克服挑戰，使你的技巧日益精進。」

信的正文部分，以及合訂本中其他的信件裡，父親繼續分析思想控制，還舉出各種例子，證明迫害者是如何利用父親的思想（反正他們什麼都知道）與過往，來說服他相信自己有精神疾病。這是第一次也是唯一的一次，父親提到桃蒂在整個陰謀中所扮演的角色。信中寫道，迫害者試圖說服他，說他其實很像桃蒂：「我母親先隱忍不發，之後再激烈謾罵的習慣，多年來都被貼上『偏執』的標籤。他們常在我耳邊說：『你母親就快死了』，有計畫的要我擺脫母親的『惡靈』。過去三個月，他們甚至模仿我母親的聲音，傳送到我的腦中。這是科技改造思想的傑作。」

此刻，在曼徹斯特心理健康中心，在爲人遺忘的檔案堆中，我終於能解答自第一次到伯靈頓就有的疑問：爲什麼在祖母死後廿年，在父親潦倒街頭之際，會聽到祖母的聲音？在父親看來，這是迫害者爲了打倒他，要他承認自己有精神分裂症，在他頭裡面裝了祖母的聲音。一九九三年，在伯靈頓的綠寧思餐廳裡，糾纏他的並不是祖母的魂魄，而是十多年來揮之不去的思想控制陰謀。

他特別聽到祖母的聲音這點並不唐突，也不意外。她對父親的影響的確最深；但是，光這一點並不足以說明祖母可以在他的妄想系統中扮演關鍵性的角色。更重要的是，二十年前他早已預言，在祖母的扶養之下，自己會出現精神分裂的症狀，因此聽到的是祖母的聲音，才能合理化自己的幻聽。

查爾斯信裡的妄想徵兆日明，在一再勸他回到心理健康中心未果後，一九九二年十月廿二日，治療團隊決定要撤銷有條件出院，送他回新罕布夏醫院。不過，治療團隊在警方的隨同下到達查爾斯的公寓時，他早已料到他們的行動，在月初就搬走了，沒留下任何地址。查爾斯不願四度入院。每張新罕布夏州的車牌上，都印有此州的銘言，查爾斯在此住了十年，早已銘記在心——「不自由，毋寧死」。

第三部

我問他，他是否覺得自己有精神問題。他說沒錯，然後說他的精神問題就是「對生命與人性的熱愛」。

——佛蒙特州立醫院精神評估報告

一九九四年二月

異鄉人

在父親未成爲遊民之前，他的舉止就令我感到不解，我害怕到不敢理會他，甚至因而離開他，不顧他所受的折磨。他的兒子尚且如此，我又怎能批評別人的冷漠呢？

一九九七年一月，我再次走訪伯靈頓市。天氣陰冷，我站在教堂街上，再次拿起舊時的父子合照，回想起一年前首度造訪此地時的許多古怪念頭。那次到伯靈頓來的時候，我認眞地想過要搬到這裡，留起鬍子，實地體驗遊民的生活。我當初以爲這是體會父親遊民生涯的最佳方式，後來才慢慢明白，這麼做只會混淆贖罪和對眞相的探索。我走向教堂街底的尖頂教堂時，正在咀嚼這件未實現的計畫，心中感到一絲不自在。我刻意坐在一年前同一張長椅上，面對綠寧思餐館，看看是否有像父親一樣的遊民在喝啤酒、吃東西，以及注視著注視他們的我。我看見了一些餐廳顧客的身影，有獨自一人，有夫妻，也有一家人在一起，但是沒有人看起來像是遊民。

這回我以自己的身份回到伯靈頓市，以瞭解父親在這裡生活的種種。我來這裡拜訪幾個人，因為他們目睹了父親轉變為遊民的過程。我想四年前衣衫襤褸的父親也可能坐在這張長椅上，看著同樣的行人走過：我開始看見了他眼中的伯靈頓。伯靈頓的市集坊猶如搬到佛特蒙州的老威廉斯堡：一個廣闊的舞台，看起來好像是二十世紀末的普通城市，但舞台上每個演員的演出以及對話，目的都是要來批評並且控制父親心底的意念。諷刺的是，這樣幾乎與世隔絕的邊緣人，卻相信他是一項動員數千人的龐大社會實驗中最重要的主角。雖然父親既非自願參與實驗，陰謀者也不透露它的存在，必然對他造成極大的痛苦，但他仍然有一絲期待，期待著如果他能夠說服迫害者結束實驗，讓他重回生命原有的軌道，那麼整件事就可以轉眼回復原狀，好像從沒發生過。

我整天都在市集坊走來走去，把父親的照片給商家老闆和店員看，問他們是否對照片中的人有印象，其實我知道這張照片中的父親和他在伯靈頓市的樣子一點也不像。答案幾乎是千篇一律：「看起來有點像，但是很難確定。」伯靈頓街上有許多遊民，除了骯髒、惡臭以及舉止怪異之外，大家對他們幾乎是一無所知。他們是市集的麻煩，市容的汚點。對於這樣的答案，我一無所怨。在父親未成爲遊民之前，他的舉止就令我感到不解，我害怕到不敢理會他，甚至因而離開他，不顧他所受的折磨。他的兒子尙且如此，我又怎能批評別人的冷漠呢？一般人少有瞭解精神分裂症的必要，或是明白遊民曾經不是遊民。

當天晚上，我走到教堂街一八七號的「街友中途之家」，這是一間有四十個床位的緊急遊民收容所，從市集坊向南走幾條街就可以到達。我到的時間比中途之家開門的時間要早幾分鐘，於是我加入了遊民的等候行列。我把父親的照片給幾個遊民看，他們的反應和先前商家的反應如出一轍：這張照片讓他們隱約想起幾年前住過此地的一個人，但是中心的遊民來來去去，很難確定是不是就是他，除此之外就沒有什麼其他資訊了。遊民的等候行列越來越長，從門口一直排到路邊，站在這些不幸的人群當中，我顯得十分醒目。我邊等邊想著父親在曼徹斯特精神病院的檔案中，紀錄著他一步步轉變成遊民的過程。

查爾斯在一九九二年十月來到伯靈頓市，以每月三百廿五美元租下了一間小套房單位。他盡可能的不讓醫療小組發現他，除了不將行蹤知會曼徹斯特的任何人之外，他甚至也不敢給郵局新的住址，寧願犧牲掉大學給他回函的機會。父親唯一和曼徹斯特保持聯繫的是當地的社會保險局，因爲每個月他可以從那裡收到六百零四元的社會福利補助金支票。除此之外，他還有另一項二百廿五元的收入，那是他在杭特大學執教的退休金，爲此他在伯靈頓市的霍華銀行開了一個帳戶，這筆錢會直接匯入這個帳戶。

查爾斯顯然低估了醫療小組的能耐。他們從社會保險局得知他搬到伯靈頓市之後，法律監護人隨即採取了他意想不到的做法，就是向社會保險局申請取代查爾斯成爲「受款代理人」，表示社福補助金將會轉到公設監護人帳戶，以查爾斯的名字存放。查爾斯的監護權是由法院授權，本來並未涉及他的財務。現在他的法定監護人取得了「受款代理人」的權利，就不必透過法院，可以將對查爾斯的監護權延伸到他的財務上，控制他百分之六十三的收入。監護人使出這樣的非常手段，無非是想促使查爾斯回到曼徹斯特繼續接受治療，或者與伯靈頓的輔導人員接觸，在當地接受治療。

如果說查爾斯低估了法定監護人的能耐，那麼他的法定監護人則是高估了查爾斯目前的思考以及行爲能力。在精神錯亂所建立的妄想系統之下，查爾斯無法瞭解到監護人的善意。查爾斯在之前十一年的「迫害」中從未有退縮的念頭，現在當然也不會，監護人的舉動反而更堅定了他的妄想——醫療小組已經參與了他千方百計想要逃脫的實驗。我們不難想像查爾斯如何解讀監護人的這項作法：他的迫害者要懲罰他的逃脫。他們扣住了社福補助金，逼他就範——與其流落街頭，不如回到曼徹斯特接受監禁。無視於實驗的危險性提高，查爾斯更加執著，不顧一切地維護他的自由。

查爾斯清楚他必須立刻拿到社福補助金，否則就會流落街頭。他不斷向新罕布夏州的法庭提出異議。同時，他也寫了些語氣和緩的信給他的監護人，說明他極力地想在當地找工作，懇求監護人能將社福補助金的支票寄給他。但是他的監護人不爲所動，堅持他一定要接受治療，否則他連一點社福補助金都拿不到。監護人如此堅持，是因爲傳言查爾斯還有其他的收入，即使沒有社福補助金，他也有辦法付得出食宿。

查爾斯一邊等候緩刑法庭的回音，一邊加倍努力求職，以擺脫對社福補助金的依賴。

他再度孤注一擲，在爲數不多的積蓄中拿出兩百元，寄出多封履歷表到新英格蘭地區數十家公司與大學。查爾斯在西卡街十六號勉強度過冬天，但到了三月初，監護人仍然沒有將支票寄給他，工作也沒有著落。查爾斯積欠的租金越來越多，情況越來越糟。他的外表和舉止越來越怪異，他也開始不洗澡。鄰居開始抱怨他整天在房間內大吼大叫，並且懷疑他偷看郵件。此外，他從房內面對街上的窗戶瞪著大家看，也讓他們很不舒服。簡單來說，他又重複七年前在曼徹斯特的怪異行爲。一九九三年三月十七日，查爾斯遭到房東驅逐，身無分文，腦中充滿複雜的妄想。他就此轉變成遊民，這說明了自從發病以來，這些年來他距離遊民只有一線之隔。

街友中途之家在七點整開門，我跟著大家入內，並向主任自我介紹。他正忙著登錄今晚要住進中心的名冊。主任年約四十來歲，留著鬍子，有著飽經風霜的膚色，聲音粗啞。大概是由於經歷了太多的滄桑，也看到太多人的困頓，他的臉上流露著對於造化弄人的極端不屑。一切安排妥當之後，我跟著他進入小小的辦公室，只點了盞光禿禿的燈泡，光線不是很好。主任開始向我解釋收容規定，想要住進街友中途之家的人要符合幾項條件：必須無家可歸、要對工作人員及室友有禮貌、注重個人衛生，以及要有改善目前處境的決心。每個住進中途之家的人，一年之中最多可以待上九十天，也可以將中途之家當作永久的通訊地址。我想這一點曾經給父親一絲希望，希望那一些爲數不少的求職函能爲他帶來工作機會。這是他唯一可以免於流落街頭的機會。

主任檢視父親的檔案後，告訴我查爾斯是在一九九三年三月十七日住進街友中途之家，正是他被迫搬出的那一天。在他的印象中，查爾斯對於自身窘困的情況絲毫不覺得不好意思，反而很容易和人起衝突，對街友中途之家而言有點棘手。父親的「棘手」在一開始就已經表露無遺，最明顯的就是他不願改善個人清潔。不論生活環境如何，個人衛生不佳在精神分裂症患者身上經常看到，也是精神分裂症患者的特徵。這是一種極度失調的行爲，患者根本無法自我控制。中途之家要求街友保持個人衛生是可以理解的，但是這個要求使精神分裂症患者即使在中途之家也相當不利。

一九九三年的春天及夏天，查爾斯住在街友中途之家的天數並不多，因此個人清潔的問題還沒有影響到居住權利。有一天中心主任問他，晚上沒有住在中途之家時都住哪裡，查爾斯回答說「地鐵」，並且解釋說他要把一年可以住九十天的權利留一些下來，以免到了冬天如果還是無家可歸，那他還有地方可住。查爾斯這種直來直往的態度，加上不願配合工作人員的要求，十分不利於他繼續留在街友中途之家。

我們談完之後，主任說今天晚上住在這裡的人，可能會有人記得我父親。我進入就寢區時，感到很不自在。燈光十分刺眼，二十張上下鋪的床一列排開，每個床鋪側面簡單的印著兩個數字。四十個男人有的打赤膊，有的穿著內衣褲，暫時脫下了遊民的制服，出現個人的樣貌。大部分床鋪上都有一些個人的隨身物品，很多看起來都是從垃圾堆中撿來的，像是髒兮兮的填充玩具、一堆堆的泡水書及過期雜誌、缺角的煙灰缸和馬克杯。我向廿二號床的遊民自我介紹。他留著鬍子，四十出頭，看起像是佛特蒙州的伐木工人。

在握手示意之後，他對父親的過世表示哀悼，我們決定到教堂街上去談，以免打攪其他人睡覺。街上很冷，明亮的星星高掛天空，這位遊民說今天晚上的溫度可能會低到攝氏零下十六度。他說只有一件事很想要告訴我：「你父親當時簡直是完全崩潰，看他變成那樣，連我都覺得很不忍心。我要你瞭解，要是我知道他有你這麼一位兒子，我一定會花一點零錢打電話給你。」

這位遊民自然以爲我對父親的困境一無所知。我也沒有告訴他，在父親成爲遊民的五個月前，曾經寫信給我，拐彎抹角的向我要錢。那封信的語氣顯然並不指望我會給他寄錢去。「急用：三百廿五元。打算申請退休金。求職或是尋求資助的計畫已經展開，範圍由澳洲一直到沙烏地阿拉伯各國。」他向克里夫也提出類似的要求，並且獲得回應。「附註：克里夫投資了三百元，前房東也投資了一千五百元。」新罕布夏州的前房東所投資的一千五百元，指的是他在離開該州時所欠下的房租。我並未看出他這些遙遠求救聲的背後所隱藏的極度絕望，因此並沒有加以理會。

在收到那封信四年後的今天，我站在教堂街上，詢問另一位伯靈頓遊民和父親第一次相遇的情景。這位遊民朋友記憶猶新。一九九三年三月一個溫和的日子，他獨自坐在市府公園中央噴水池旁的長椅上，當時公園中只有另外的一個人，身材高大，蓬頭垢面，正走在通往噴水池的小徑上。這個陌生人穿著一件汚穢不堪的藍色運動夾克，白色的牛津T恤，一件髒兮兮的便褲，鞋子看起來倒是不錯。他的頭髮又長又亂，鬍子也沒修剪。他一步也沒停地走向坐在長椅上的這位遊民，並坐在他旁邊。顯然這個陌生人想要有個伴，因爲如果他想獨處的話，附近還有五、六張空椅子可以坐。他沒有自我介紹，一坐下來就開始高談闊論一項大陰謀，牽涉其中的有中情局、聯邦調查局、美國電話電報公司、美國空軍以及他的房東。「第一次和查爾斯見面時，只會注意到他怪誕的舉止和穿著，但是他一開口你就會覺得他是個知識份子，很有內涵，一個很會說話的人。談著談著他就好像進入一個……我不知道是不是所謂的妄想或是什麼的世界裡，然後他回過神來，和我說話。他一直認爲有人不斷的在監視他，想要捉他，對他做一些他不願意的事。」

這位遊民已經多年無家可歸，對於妄想型精神分裂症的症狀十分熟悉，他還告訴我，他在伯靈頓有許多稱得上是朋友的遊民，也有相似的症狀。「這些話我以前全聽過，我坐在那裡頻頻搖頭回答他說：『沒錯、沒錯，是中情局、聯邦調查局或是國稅局，還有這個和那個。』我很仔細的聽他說，然後自己想想或許他說的是眞的。但是我會告訴他：『你要找人來幫你。』但是他聽不進去。」

一九九三年的春天，雖然這位遊民與查爾斯的世界觀頗有不同，他們還是成了不溫不熱的朋友。有時候，查爾斯和這位遊民一起坐在市府公園或是市集坊的長椅上，向路人要一支香菸，侃侃而談那個毀了他一生的大陰謀。伯靈頓是個小地方，查爾斯在沒有高談闊論時，這位遊民經常看見他在鎮上走動。從某些角度看來，查爾斯的生活沒有太大的改變。他基本上還是需要大致規律的生活，以及與人接觸。大多數的早晨，查爾斯會從教堂街往東走一個街區，到學院街上的弗萊契爾自由圖書館，閱讀伯靈頓自由報以及紐約時報。雖然他現在的情況無法繼續找工作，但是他仍然從事寫作，常在一本活頁筆記本上疾筆狂書。他寫的可能是思想控制的細節，但從來沒有拿給別人看過。下午及晚上大部分的時間，他都待在市集坊的餐館裡，咖啡一杯接一杯的喝，煙也是一根接著一根的抽。他看著伯靈頓市人來人往，直到日落燈起。晚上，他坐在教堂街上的長椅時睡時醒，不管偶而經過的路人，也不顧天寒地凍。伯靈頓市四月平均只有攝氏一度。

面對眼前艱難的處境和無所不在的思想控制，查爾斯酒喝得越來越凶。另一位曾住過街友中途之家的人告訴過這位遊民朋友，他曾經在查爾斯離開那間公寓之前去找他。「當時就要用力推才有辦法進去他的房間，因爲裡面有很多一公升裝的啤酒。」這位遊民朋友對此並不驚訝。大部分他所認識的街友，不管是不是精神分裂症患者，都會酗酒，生活才過得下去。每個月初，查爾斯領到退休金支票時，他會在餐廳打烊後，到酒吧去喝酒。但是到了夏初，他越來越髒而且常常自言自語，最後酒吧都不讓他進去，他只好躲躲藏藏的在街上喝酒。

那年春天和夏天，父親儼然是市集坊街景的一部份，和其他人接觸的機會很少。除了酒保和女侍應生打發他離開時，會說「怪胎」或是「瘋子」等簡短的幾句話外，他說話的機會只有在鎮上的那幾張長椅上，大部分是父親坐到其他人身旁，只有極少數的情況下，才有人會坐到他身旁。只有在與旁人說話的時候，他腦中湧現的魔音才能暫時壓抑。

我瞭解到父親一定很重視與這位遊民的簡短談話，我問他爲什麼當父親高談中情局、聯邦調查局時，還願意陪在他身旁。「有時候我們就是需要有人陪，你知道嗎？有時候我也沒有眞的聽他在說什麼，但是我知道他想要我坐在旁邊陪他，這對他有幫助，至少我希望這對他有幫助。我記得在夏天時，有一天他告訴我那天是他五十歲生日。那天我們在一起待了好一會兒。我想我在五十歲生日時也不願意孤孤單單一個人。」這位遊民對於精神分裂瞭解比我更多，他知道患者最需要的就是有人相伴。

我和這位遊民握手道別，目送他進入中途之家後，站在街上，心裡想著在父親心中，這位朋友在實驗中的角色會是什麼呢？他會不會讓父親回想起當年在時代廣場所遇到的另一位遊民？或許父親早已忘掉時代廣場的那件事。如果他記得的話，他大概會認爲迫害者利用這位朋友的出現，讓他想起那一次註定的相遇，以及從那個時候開始，他所失去的一切。不過，他也可能以爲他的迫害者認爲這位遊民太卑微，不值得合作。我想到這位遊民說過他會在建築工地找零工，這樣的經歷和父親在三十年前所提到的「無牙人」（緬因州達瑟特市的臨時工人）相當類似。父親可能認爲他的迫害者偷取了他在緬因州達瑟特市的記憶，特意讓他碰到這位遊民，提醒他對社會畸零人的浪漫期待是很危險的。無論怎麼想，有件事很清楚：父親對於思想控制的妄想所產生的揣測，一定和我現在的猜想相近，這也說明即使有朋友坐在身邊，他也要處處提防。基本上他還是孤獨的。

伯靈頓市夏天非常怡人，平均高溫約二十度，低溫約十度，所以父親可以坐在市集坊和市府公園的長椅上，希望有人從他以前的世界過來，坐在他身旁享受溫暖的天氣。的確有人來過。我在伯靈頓自由報上刊登啓事，尋求認識我父親的人，傑森•鮑莫（Jason Palmer）回應了我的尋人啓事。我們晤談的地點就安排在父親和他見面的長椅上，由教堂街上的綠寧思向前幾張長椅。傑森今年二十六歲，佛蒙特州大學英文系學生。看到傑森讓我稍許回憶起父親去世前的自己：自信、聰明、浪漫，對於文字和觀念探討有強烈的熱情。

一九九三年九月的一個下午，查爾斯獨自一個人坐在教堂街的長椅上，看見傑森邊走來邊點菸，就伸手向傑森要了一根。幾個星期過去了，查爾斯也要過了好幾根香菸，傑森在查爾斯身旁坐下來，這是他們第一次談話。「他自言自語時顯得相當激動，雖然他講話顛三倒四，但是可以看得出來，他受過高等教育，也很聰明。講了一大堆跟數字和人有關的話之後，他說了句讓我印象深刻的話：『重要的事情只發生在早上九點和晚上九點。』」

下回查爾斯向他要香菸時，傑森說：「要香菸可以，但是你得告訴我那句話是什麼意思。」查爾斯回答說：「你再來找我問。」說罷，逕自拿走香菸往教堂街走去，這樣的高姿態倒讓傑森哭笑不得。幾天以後，傑森看見查爾斯坐在市集的長椅上，他又追問了一次。「他說那和機率有關，好像小石頭散佈在岸邊上，那裡小石頭的數目和重要的事總會發生在早上和晚上九點有關。我看不出有什麼道理，但是他卻是很認真。」

那次之後，兩人之間發展出淡淡的友誼。傑森看出來查爾斯不是一般的遊民，他不覺得自己是因爲生活困頓才流落街頭，而且他的生活有更高的目標。他講到「重要事情發生的時間」，他看行人走過的眼神，都讓傑森覺得他似乎努力地想要搞清楚自己爲什麼變成這副德性。事實上，他還好幾次提到他的「工作」。

不久後查爾斯開始信任傑森，對他不再那麼有戒心，於是告訴他關於自己的想法。他告訴傑森大陰謀的事，有時候甚至指著走過來的行人，說這個人也參與了大陰謀，擔任什麼角色。傑森不曾和他爭執或是質問他妄想世界中的看法，事實上傑森還覺得蠻有意思的。事實上，這正是查爾斯所說的，將妄想看成信仰。或許查爾斯也感覺到傑森的友善，因此除了大陰謀外，他也告訴傑森他的生活以及過去，「他說他曾經是教授，教的是社會學，還說他在酒吧裡所學到的比在教室還多。」

一個是曾經當過教授的遊民，一個是學生，兩人才要開始建立初步的交情，卻馬上就被氣候的變化打斷了。伯靈頓在十月時平均高溫十四度，低溫只有四度。所以到了十月，伯靈頓市街上冷冷清清，就像枝頭看不見葉子一樣。天氣變冷，沒有人願意坐在市集的長椅上消磨時光，查爾斯的生活也有了改變。他的遊民生涯在春夏之際還能勉強維持穩定，但隨著氣候變冷也漸漸無法維持了。越來越少人和他交談，幾個月來三餐不繼使得他變得很瘦，營養不良。查爾斯越來越邋遢，幾乎沒有餐廳願意讓他進去，因此大部分的時間他只能待在冷冽的街頭。可能是在公園裡的長椅上時，他第一次眞切的了解到，寒冷的街頭或許會要了他的命。

父親和傑森最後一次的交談是在十月中旬，那天很冷。我和傑森坐在教堂街的長椅上，傑森有點欲言又止的樣子，他擔心接下來說的事情會嚇到我。那一天父親走得比平常急，好像很激動，傑森第一次覺得有點怕他。他走向傑森，筆直的站在他面前，以憤怒的口氣宣布：「我正在寫一本書」，傑森問他是什麼意思。他解釋說：「我用腦袋在寫一本書，現在站在這裡也在寫。」接著父親開始引用書中的字句，「這些公園裡的無賴偷了某人的帽子，這是某人唯一可以保暖的東西，而他們根本不需要帽子。」傑森知道父親所指的某人就是他自己，而且所謂的書就是他受迫害的紀錄。

父親坐了下來，突然改變話題。他第一次問傑森叫什麼名字，今年幾歲。傑森回答後，他說他自己有一個兒子。這是傑森第一次知道我的存在，他非常驚訝，沒想到這樣一個整天坐在教堂街長椅上的骯髒遊民，居然也是個人父。知道父親在那個夏天還記得我，我一方面感到寬慰，一方面也覺得恐怖。這時候父親給我的最後一封信已經丟在抽屆一年了，他在信中曾暗示他需要錢，但是我早忘了這件事。父親接著說了我和傑森都震驚的事：「我兒子有個叫做傑森的朋友，我兒子下，這個朋友上，如果你要殺一個，就得連另一個也殺掉。」傑森搞不清楚父親在說些什麼，也不認爲父親眞的殺了人，但是他覺得已經受夠了這個莫名其妙的遊民。在離開前，傑森隨手給了父親一本他正在讀的書——赫曼・赫塞所寫的《徬徨少年時》(*Damian*)。

傑森講完後，我一語不發。聽到父親要殺我令我感到害怕，而父親說要殺傑森也同樣讓他感到驚恐。我們的談話停了下來，兩個人看著市集的人來人往。幾分鐘後有個遊民從我們面前走過，距離近到我們都聞到了他身上的臭味，話題再次回到父親身上。我問傑森那次見面後，還曾見到父親嗎？傑森說自從那次後，父親總是迴避著他，在市集坊看到他時也只是點個頭打招呼，不會向前和傑森攀談，也不再向他要香菸。父親的退縮讓傑森鬆了一口氣，也感到困惑。他們的友誼總共維持了三個月，開始和結束都令人不解。

我已經非常瞭解父親的妄想思維，可以猜得到他是怎麼想的。讓人偷走帽子已經是怒不可遏，傑森又問他關於書的事，讓他疑心大起。父親必須當下判斷傑森是不是已經知道他的書？他是不是受人指使來問書的事，以警告父親迫害者已經掌握了書的事？或者傑森只不過是好奇而已？當傑森告訴父親他的名字和年紀和我相仿時，他有了答案。我小時候在佩蘭市，常和一個叫作傑森的同學踢球，他就住在我家附近。在父親的世界裡，滿是陰謀和代替者，所有事件都是精心設計的安排，因此事情絕無巧合。他唯一的答案就是，傑森一定是我的代替者，而且這一切也一定是迫害者一手設計的。我猜想父親是故意嚇唬傑森的，因爲他原先當他是朋友，現在只好嚇走他。對傑森來說，一個邋遢的瘋子若無其事的說要殺兒子，大概沒有什麼事比這更嚇人的吧。

揣測父親妄想世界中傑森的角色時，讓我回想到那位在時代廣場碰到的遊民，然後我又想到父親提到在大街上聽到他母親的聲音。把這些連接起來可以看到一個模式，讓我瞭解到父親在街頭生活時，他心中的實驗是怎麼一回事。在教堂街上時，過去的一切又回來糾纏他，他母親的聲音只是這計畫中的一小部分。他生命中主要的關係人，都以代替者的身份出現，讓他對於自己的心理健康產生恐懼，並且讓他體認到，他不顧一切想要獲得自由的努力已經白費。一如往常，父親以寫作抗議這一切不人道的迫害。可是他已經窮途末路，無法以紙筆紀錄，只能利用思想控制中所採用的讀心術，將訊息反饋給他的監視人。

一九九三年的秋天，父親的一個舊識出現在市集，不是代替者，而是本人。這是一位在他發病前的舊識，約翰‧布爾查德博士（Dr. John Burchard）。他從一九七〇年起就在佛蒙特州大學教授社會學，在此之前，他曾在北卡大學的教堂山分校任教，也負責梅鐸啓智中心的一個實驗小組，附屬於北卡州班德市附近的約翰‧阿姆斯德醫院。一九六六年，父親還是教堂山分校社會系的研究生時，曾在梅鐸啓智中心工作過。一九九六年秋天，我去拜訪教堂山分校時，得知父親流落在伯靈頓街頭時，布爾查德博士正好也在伯靈頓教書。於是我到達伯靈頓市後，便到佛蒙特州大學找布爾查德博士。相隔廿七年之後，這兩個人的生命軌跡又在教堂街重新會合，但布爾查德博士完全沒有認出這位遊民就是當年的舊屬。

然而，成爲遊民的父親的確認出了這位舊長官，並且寄望他的出現可以帶給他一點好運，但是這個希望很快就破滅了。十月初的一個下午，布爾查德博士在學校的信箱裡收到一封信，由查爾斯親自送來，所用的信紙印著伯靈頓雷帝森飯店。信中查爾斯提到以前在教堂山的事，並且詳細陳述他後來各項學術上的表現，對於目前的工作則是模糊帶過，說他在進行「獨立研究」。信中查爾斯說他現在正要去加拿大，剛好路過伯靈頓市。布爾查德博士回想那封信的內容並無異常，沒有偏執或是妄想的字句，也沒有任何求助的訊息。布爾查德博士只是記得，在這封信上，除了信開頭的旅館名稱外，沒有任何聯絡的資料，像是電話或住址之類。

查爾斯的處境十分爲難。如果布爾查德博士不是迫害者所派來的，他們在市集坊的相遇眞的是巧合，那麼對他而言，這是個意外的好機會，布爾查德博士的職位恰好可以幫助他重回學術界。但是查爾斯瞭解，如果他要的不只是一杯咖啡，就不能以現在的狀況去見布爾查德博士。這就不難理解他借用雷帝森飯店的信紙，並且假裝他正要去加拿大。如果他可以拜託這間旅館的職員幫他帶口信，這個信紙可以讓布爾查德博士找到他。查爾斯走在校園內去送這封信時，一定感受到學生以及教職員奇異的眼神，他也一定會強烈地體會到自己淪落之深，從十三年前一個大學教授，落到今天的這種地步。

父親當年因爲不明學術倫理而犯下錯誤，即使多年後淪落爲街頭遊民，仍然要爲此付出代價。父親早期發表的一篇文章中，對布爾查德博士在梅鐸啓智中心的一個實驗提出了直接的批評，布爾查德博士當時認爲查爾斯這種行爲，不但不顧專業倫理，也是一種背叛。想起這件往事後，布爾查德博士把這封信丟到一旁，並沒有去找查爾斯。我可以想像父親每隔一、兩天就到雷帝森飯店的櫃臺，詢問有沒有人來找他，慢慢的才明瞭布爾查德博士大概是不會來找他的了。這樣的巧合對一般人而言都難以接受，更何況是像父親這種人，滿腦子把巧合當作陰謀的證據。市集上熙熙攘攘經過他面前的路人，父親認爲都是設計來模仿他過去所熟識的人，如果他心中還有一絲存疑的話，在父親看見布爾查德博士出現在敎堂街之後，一定也會煙消雲散。一如父親在他「研究通訊」所提到的，爲了懲罰他過去的錯，計畫中安排了這些路人，用來嘲弄他、貶抑他。

查爾斯曾經告訴街友中途之家的主任，他晚上待在「地鐵」，但是伯靈頓市並沒有地下鐵，他指的是全國各地都有的「賽百味」(Subway) 潛艇堡三明治連鎖店（註：Subway原意爲地鐵）。這家店位在大街上，由敎堂街向東半街區的距離，營業到早晨四點，提供夜貓子和遊民一個可以遮蔽風雨的地方。天氣冷了以後，查爾斯晚上幾乎都待在這家店裡，捧著一杯咖啡，自言自語。他很幸運，因爲晚上當班的是佛蒙特州大學的學生艾咪。

一九九七年一月的一天深夜，我到賽百味見了艾咪，邊喝咖啡邊聊。年輕的艾咪皮膚黝黑，有點靦腆，自然散發出溫和的氣質。這讓我替父親高興，他生前能認識這樣一個好人。「查爾斯常常來，他都坐在這張桌子前，自言自語好幾個小時。他看起來就像是應該要多吃點東西或是營養品的人，他的臉很瘦，髒兮兮的，眼球深陷，看起來很不健康。」艾咪像傑森一樣，能夠看見父親齷齪外表下的內心，提供他一些實在的東西，讓他過的好一點，雖然只是那麼一點。傑森給父親香菸抽，艾咪給他咖啡喝。「一開始，他叫咖啡會付錢，有幾次他告訴我說：『我沒有錢，你可以給我咖啡嗎？』我回答：『當然可以。』下一回他進來店裡，我打收銀機時，他對著我微笑說：『你知道我沒有錢可以付。』沒錯，我知道。我想我開始有點喜歡他了。不久後他一進來就說：『咖啡，謝謝』，我就給他一杯咖啡，我想我也有點鼓勵他在店裡待久一點。」

查爾斯爲了感謝艾咪的慷慨，會送給她禮物。「偶而他會在紙巾上亂寫一番。有一次，他給我一張他寫的東西，說是要謝謝我的咖啡，上面寫的是一些數字和其他字的方程式。

這讓我覺得有點好笑，因爲一般街上的遊民應該沒有受過什麼教育，或是不懂什麼艱難的東西。雖然我不懂那個方程式，但看起來的確是數學，這似乎可以看出他實際上受過很好的教育。」

艾咪不久就發現查爾斯不是對著自己說話，而是另有交談對象，不過對方說的話只有查爾斯一個人聽得到。她記得，「他有時講了一陣子後會停下來，好像在聽別人講話。過一會兒，他又開始說，很像在回應別人的談話一樣。」雖然查爾斯沒有主動告訴艾咪他在跟誰講話，但從賽百味牆上的海報可以找到一點線索。在美國一萬一千多家賽百味的牆上，都貼著紐約地下鐵系統歷史的海報，海報上特別強調布魯克林的地下鐵系統，因爲賽百味的創辦人之一在布魯克林出生與長大。查爾斯也是布魯克林人。查爾斯常坐的那張桌子，正前方就是一輛布魯克林城市鐵路公司列車的蝕刻畫複製品，原畫作於一八九八年。畫的下方有這樣的標題：

布魯克林橋頭

異鄉人可能會迷路

這些文字強烈地挑起查爾斯心中從小對母親的懼怕。是她的惡靈指使他所幻想的迫害者寫下了這段文字，他一定是這樣解讀這個巧合。如果艾咪像綠寧思餐館的酒保一樣，叫他不要再自言自語，他大概也會回答艾咪他不是自言自語，而是跟他母親說話。他坐在這張桌前，可能常常神遊過橋回到布魯克林去，重溫在母親陰影下的歲月，回味他在自己家庭裡的外人生活。

雖然艾咪不瞭解查爾斯，（她怎麼可能瞭解一個她認識的時候就是遊民的人呢？）她至少沒有因他的怪異而疏遠他。她的容忍使賽百味成為查爾斯的庇護所，一個他可以稍平靜地與虛幻的聲音對話、同時進行寫作的地方。事實上，查爾斯顯然認為艾咪是在幫助他寫書。「我對他這個人，還有他為什麼常到店裡來感到很好奇，但是我不想煩他。最後他自己跟我說：『你一定想知道為什麼我常到這裡來。』我答說：『沒錯』。他說他在工作，又說很喜歡和我一起工作，因為我們一起完成了好些事。我不懂他的意思，但是聽起來很窩心。」

我知道要瞭解艾咪是如何幫助父親，必須先搞清楚艾咪代表著他過去生命中哪一個人。艾咪在賽百味的經理提供了這個答案。這位經理說父親曾經向她透露，艾咪很像他的前妻，也就是我的母親。一九七〇年初期，母親曾經幫忙編輯過父親的兩本書。父親從未親自向艾咪提過這件事，大概是擔心會嚇跑他這個僅有的朋友。如果艾咪是母親的代替者，她代表的應該是純眞年代的母親，那時大陰謀尚未啓動。說也奇怪，艾咪眞的和年輕時的母親有幾分神似：臉形相若，留著相似的頭髮，母親在艾咪這個年紀時的照片流露出的溫柔氣質，在艾咪身上也同樣看得到。

十月底的一個晚上，查爾斯坐在賽百味的老位子上，向窗外望去，可以看見大街，這年冬天的初雪正靜靜飄降。在請艾咪再給他一杯咖啡後，他告訴艾咪一個傳奇故事：有一個不按牌理出牌的富翁，穿著破爛的衣服，準備要向第一位親切待他的人表明眞正的身份。查爾斯告訴她，自己並不是無家可歸，他說他有一個很大的公寓，可以俯看市集坊，他也擁有賽百味以及伯靈頓許多家餐廳。他還說他是雷帝森飯店老闆。雷帝森有二百五十六間客房，可以俯看善普連湖，我到伯靈頓時就是住在那兒。艾咪回憶當時：

「他告訴我，他要在雷帝森飯店舉辦一個盛大的感恩節派對，他多年未見的妻子及兒子都會參加，並且要邀請我參加，還說我的家人也可以一起過來。我謝謝他的好意，但說我們一向都在家裡過感恩節。」

那天晚上，查爾斯坐在這張桌前，看著雪花佈滿了這個叫作伯靈頓市的舞台，他收到了一個訊號，或許就是從天降下的雪，告訴他大迫害即將終止，他所失去的一切都會回來。他似乎相信很快就可以和妻子、兒子重逢，他相信他會再擁有自己的房子。甚至可能有聲音告訴他，在他最後抵抗迫害時的一些場景都要送給他——「綠寧思餐館」、「賽百味」、「雷帝森飯店」。至少在那一天晚上查爾斯認爲他已經獲得勝利，他戰勝了思想控制。大獲全勝。

一個星期後，他淸楚的知道他錯了，實驗根本沒有結束。十一月一日伯靈頓下了入冬以來第一次大雪，積雪達廿公分，比歷年十一月平均降雪量還多。當天晚上查爾斯走進賽百味，正在抖掉身上那件骯髒破舊外套上的殘雪時，艾咪很難爲情地走了過來，告訴他不能再待在這裡了。艾咪的經理已經從其他服務員口中得知，查爾斯從收銀台旁的貨架上偷拿薯片。艾咪假裝不知道有人偷薯片，她知道查爾斯應該要吃點東西。查爾斯聽到之後非常氣憤，不是因爲薯片的事，而是因爲他是賽百味的老闆，他們怎麼可以趕老闆走呢？

艾咪警告他如果不離開的話，上司要求她必須立刻報警，他回答：「我正希望妳報警，我要請警察評評理。」警察在十分鐘後到達，警告他馬上離開，否則要告他非法入侵。查爾斯沒有提到他是賽百味老闆這回事。在答應警察不再來賽百味之後，查爾斯走入蒼茫夜色之中，他失去了在伯靈頓的最後一個朋友和庇護所。原本他在那裡可以暫時脫離困頓的現實，享受溫暖、免費咖啡和尊重；在那裡，他可以和惡靈對話，可以繼續他的研究，也可以重新回味往日美好的時光。

對查爾斯而言，警察的出現帶著不言而喻的警告意味。如果他不小心的話，會給迫害者逮捕他的藉口，並且送往佛蒙特州立醫院。十年前他在新罕布夏的伊士特曼第一次遭到逮捕，目前他仍然面對一樣的挑戰：控制自己的情緒，不管實驗或是情況如何變化，不可以讓自己失控。十年前這樣的壓力就已經過大，使他變得暴力。伯靈頓的環境更形惡劣，精神分裂還誘使他相信實驗即將結束。當然，實驗是不會結束的。他不得不繼續忍受失望，眼睜睜看著希望破滅，迫害依舊纏身。

但查爾斯並沒有屈服於壓力之下。儘管他認爲迫害者一再挑釁，他仍然極力自制，沒有暴力相向而陷入陷阱，重蹈十年前的覆轍。迫害者的同夥一直在他身邊來來去去，假裝對陰謀一無所知，他們試圖要讓他相信自己已經瘋了，實際上他犯下最大的罪，不過是偷了一包薯片。查爾斯的自制以及自尊，破除一般人視精神分裂症患者爲殘酷殺人魔的刻板印象。即使物質極度匱乏，思考又受非理性的宰制，查爾斯仍極力自制。他的這些表現並不是單純的自保，還有更深沈的打算。他的自制是因爲他相信，大家終究會瞭解他受的苦。他對人性仍然樂觀，這可以從他寫在大腦裡的抗議之書，以及在教堂街上試圖與坐在身旁的人溝通看得出來。他在奮鬥過程中，一直在尋找傾訴對象，目的就在於：如果大家知道他們和迫害者合作，已經對他造成多大的痛苦及衝擊，那麼他們一定會結束實驗。雖然查爾斯的努力沒有一絲一毫的收穫，他仍然拒絕相信，人會對另一個人的苦難如此無動於衷。

小偷

我又想起一九七八年在時代廣場頭一次看到遊民的情景。剎那間，我猛然醒悟：我知道那個遊民當時想跟我和父親說什麼了：他是在警告我們。

從客觀的角度來看，父親的遭遇反映出整個精神醫療體系的一大缺失，即精神病患的罪犯化。造成這個缺失的主因，和去機構化運動一樣，都是對於公民自由權的強調。在美國很多州，如果要將病患非自願送上民事庭做心智能力聆訊，要符合極爲嚴苛的規定，以至於精神病患如果出現在法庭，往往要繞一大圈，透過刑事庭系統。但不論是民事庭還是刑事庭，要判精神病患入院的標準是一致的：被告必須危及自己或他人的安全。

這種作法對精神分裂患者尤爲不利，因爲他們通常不會意識到自己有病，往往需要非自願的送醫治療。因此，他們的症狀往往持續惡化，最後流落街頭，因爲行乞、非法入侵、吃霸王餐等微罪而遭逮捕。等到上了法庭，法官才能要求提起能力狀態聆訊。這種迂迴的方式，不但在統計上扭曲了精神病患的犯罪比例，更讓大眾加深了精神病患很危險的成見。這樣的做法並不道德，等於是以精神病患的症狀來懲罰他們。

查爾斯認爲，他的迫害者利用他過去擔心自己心理可能有病這點來設計他，這種手法已經失靈。因此隨著冬天提早來到，他們也換了一套手法，不再使用代替者及重塑他過往的詭譎技倆。新的策略就一句話：觸法被關，或是死路一條。如果不能將查爾斯搞到犯罪入院，就要他客死異鄉街頭。

一九九三年十一月一日，被踢出賽百味潛艇堡店後，查爾斯艱難地跋涉過雪地到街友中途之家去過夜，他分配到第廿一床。他計劃先用完自己一年中九十天住宿額度再說。

但即使他早先沒想到自己可能會死在市集坊，住進中途之家的第二晚，他也該想到了。因爲就在他抵達中途之家的一小時前，管理員發現查爾斯的床鋪上滿是前夜留下來的蝨子，多到整個床鋪好像自己在動。管理員將自己的反應跟處理方式，記錄在收容所的日誌裡：「在我明天將這個地方徹底摧毀之前，千萬不要讓任何人睡廿一及廿二床。我們老友查爾斯的床（廿一號）整個爬滿蝨子，每一個人都嚇得目瞪口呆。我用掉一整罐殺蟲劑，又用漂白劑清洗整個床墊，殺掉所有東西，全部丟到垃圾桶裡。」

查爾斯離開後，管理員打給郝德人道服務中心的機動危機處理小組，告訴他們查爾斯不能繼續留在中途之家的理由，並要求登錄他的意見：如果查爾斯繼續在外面露天過夜，性命堪虞。他要求機動小組評估查爾斯精神狀態，但對其是否能將查爾斯送進佛蒙特州立醫院，並不表樂觀，因爲查爾斯每逢可能被抓去關時，對自己病情的控制顯然十分在行。「每當精神病院工作人員試圖接近他，對他作病情評估時，他會突然變得十分正常，口齒清晰，務使他們相信他是出於自願待在這裡的。」

機動小組那天晚上在教堂街的長椅上發現了查爾斯，趨前探訪。以他們的標準來看，查爾斯顯然還不致對人己造成威脅，也沒有自殺的企圖。而且，雖然腳上有凍傷，但未到危及生命的地步。

第二天早晨九點，查爾斯走到霍華銀行去拿每月退休金，這能使他暫時免於飢餓，也是唯一能證明他並非一出生就是遊民的證據。但當他想要提點錢來用時，出納主任卻告訴他，他的帳戶已被終止，理由是基金管理不當。他目瞪口呆。過去幾星期來，他開過幾張透支的票子以應付購買冬季外套、厚重靴子，及吃飯的開銷。他指控一個行員偷他戶頭的錢，更讓銀行下定決心不與他往來。不過，雖然知道查爾斯的處境，銀行還是接受了查爾斯當月退休金的電匯。在跟銀行經理做了簡短爭論後，查爾斯帶著兩百廿五美元現金離去。由於戶頭已被正式撤銷，即使他的法定監護人找到他，並撤銷對他的控制，他也無法再拿到一分一毫社福補助金。

接下來一整個星期，除了坐在市集坊長凳上的漫長等待之外，父親不斷回到銀行，試圖說服行員爲他重新開戶。但每一次再回去，他的行爲都變得越來越怪異難測，終於引起了銀行安全主任約翰・馬奇（John Markey）的注意。我這回去伯靈頓曾見過他。他是前FBI情報人員，中年，有著修剪整齊的銀色短髮，及多年處理突發事件經驗所培養出的自信。馬奇對該銀行有史以來最難纏的客人印象深刻：「你不可能忘記查爾斯・拉胥梅耶。他很高，身形挺拔，對自己的狼狽模樣渾然不覺，一副在銀行裡有事待辦，而他也一定會處理的樣子。我看得出來，他是個聰明人，比我聰明許多，但是不通情理。他說我們銀行吞沒外國政府欠他的一千七百萬美元。還說，在搬來佛蒙特之前，他在新罕布夏的曼徹斯特住過五年，那兒的銀行裡，他有七千二百美元，請我幫忙將那些錢轉到我們銀行。」

馬奇跟查爾斯說，霍華銀行會接受他下個月退休金的電匯，但之後他就不敢保證了。他建議查爾斯儘快去另一家銀行開個戶頭，查爾斯卻威脅以對。「他說明天前我就會丟掉這份差事，霍華銀行也會關門倒閉。他還說，如果不處理這一千七百萬的事，霍華銀行一定會完蛋。」說完他就起身走了。

但是查爾斯把馬奇的話聽進去了。在長凳上又睡了一夜以後，第二天早上，查爾斯到銀行街一四九號的佛蒙特銀行，想開個戶頭。不幸的是，他的外表和行爲舉止在市集坊幾乎是惡名昭彰，沒有任何地區銀行敢替他開戶。於是乎他一踏進銀行，就被安全人員攔下，叫他離開永遠別再回來。在他離開以後，銀行經理還打電話給警方，通知他們有人非法侵入。

查爾斯每隔幾天就會回到霍華銀行，跟馬奇討論他的處境。每一次，馬奇都會跟他握手，邀請他進入他的辦公室，請他喝咖啡，查爾斯也欣然接受。雖然查爾斯對他的慇勤待客好像十分感激，但仍繼續出言恫嚇霍華銀行及馬奇。馬奇在聯邦調查局待過，很能分辨什麼是虛張聲勢，什麼是眞正的恐嚇。他不認爲查爾斯眞有什麼危險性。「我不覺得他眞的會回來做什麼。就像一個會看手相的人，預言我們明天將會消失，但絕不會是他使我們消失一樣。」

馬奇不認爲查爾斯會危害任何人，但他確信，查爾斯快害死自己了。一個寒冷的早晨，他們一塊喝了一壺咖啡，看著查爾斯離開銀行的身影，馬奇告訴銀行經理：「那人會活活凍死。」他對查爾斯的命運異常關心，還打電話去郝德人道服務中心，試著爲他找點奧援。這樣的舉動，早已超出銀行安全主管的職責範圍。郝德中心的服務人員告訴他，查爾斯是眞的有一筆錢在新罕布夏，還沒辦法取得，而他們也正在試著看能否將他強制送往佛蒙特州立醫院。

查爾斯越來越躁動不安，胡亂指控別人侵吞他的金錢，並提出浮誇不實的威脅。種種跡象都顯示，在環境壓力下，他的病情狀況又開始惡化。在相對較穩定的幾個月後，查爾斯的妄想體系又開始失去其內在的連貫性。他早已知道無力對抗「思想控制」，他的挑戰就是維持非暴力的主張，以及相信自己神智清明。但是，他越是無力控制自己，就更相信他早已擁有長久渴望的權力及影響力。他越這樣認爲，行爲就變得益發怪異。

談話的尾聲，我與馬奇握手道別，感激他能如此對待我的父親。想到他提起每次見到我父親，都會跟他握手，我問他眞是如此，或只是種比喻的說法。他知道我的意思，我父親的手一定很髒。他告訴我，他覺得應該一視同仁，以對待別人同樣的態度來對待我父親，因此他每次跟我父親見面，習慣一定要握他的手。我心知如此簡單的姿勢，對父親來講卻是意義重大。遊民日夜遊盪，卻無從感受任何人的觸摸。我再一次握了握馬奇的手後，走回街上。

由於當地不少機構，如賽百味潛艇堡店、街友中途之家、霍華銀行、佛蒙特銀行等紛紛向警方投訴，伯靈頓警察局也開始積極搜集罪證，目的是要把父親趕出街頭。負責的警探通知聯合服務處（Uniform Services Bureau），要他們將跟拉胥梅耶打交道的所有過程都記錄下來，採取適當行動以成立非法侵入指控。他也通知霍華銀行的約翰・馬奇及賽百味經理，如果查爾斯回來，要立即通知警方。查爾斯曾堅信他是伯靈頓居民共同陰謀對付的目標，此一預言竟逐漸成眞。時日越久，他虛妄的幻想世界跟他所接觸到的人們，行動重疊相似之處竟然越來越多。

警方努力要搜集我父親的犯罪事實，主導人物就是十一月中旬將他踢出賽百味的警員羅勃・布爾。他是伯靈頓唯一步行巡邏的警員，唯一的巡邏路線就是市集坊。我在伯靈頓警察局見到這位警員。他蓄著一把八字鬍，留著平頭，是個典型的小城人物。我試著想像從父親眼中看來，布爾警員在實驗中扮演了什麼角色。我猜父親可能會把教堂街上最常看到的警員，當成大迫害的代表人物。

布爾警員頭一次跟查爾斯槓上是爲了酒。布爾看到他在教堂街喝酒時，警告他照當地的公開容器法規定，不得在公開場所喝酒。查爾斯的回答讓他嚇一大跳。「查爾斯最特殊的一點就是——跟他講過話，我立刻就明白，他比普通的遊民聰明多了。他非常會說話，使用很艱深的字，跟一般人不一樣。而且他還眞的懂憲法。執行拘提啦，公民權利啦，他會談憲法第十四條修正案，第三條修正案。這下子我想：好啦，我沒法拿他當一般遊民看了。」

第一次查爾斯雖然出其不意，佔了上風，但畢竟無法阻止警方靠近。從他絕望的生活狀況看起來，他一定還會觸法。明白自己不可能再收到社福補助金，退休金也可能拿不到，查爾斯不得不開始在市集坊行乞求生。十一月四日晚上九點，他攔下兩個正要離開霍華銀行自動提款機的婦女，向她們要廿五分錢。這個舉動被一個警察看到了，他知道警方要對付查爾斯，於是開了張罰單及出庭通知。查爾斯可以選擇在七十二個小時內，付給法庭五十元罰金——一個他明顯負擔不起的數目——或在指定日期出庭做初步聆訊，就所控罪名進行答辯。

情勢越來越嚴竣，查爾斯的學術訓練派上用場：他在當地圖書館研究相關法律，避免被捕。他知道假如迫害者有辦法把他送上法庭，即使罪名再輕微，法官都可以命令佛蒙特州立醫院對他做精神評估。查爾斯很快從錯誤中得到教訓，布爾警官也親眼見到他行乞的技巧如何精進：「我們的法規訂得十分淸楚：你必須直接跟人要錢，才算犯法。

查爾斯一定也發現了這點，因為他忽然開始問人：『你可以幫我一個忙嗎？』我曾把這點跟市府檢察官反映過，她認為這樣在法庭上罪名無法成立。查爾斯找到了對抗體系的方法，眞是了不起的遊民。」

但是查爾斯的勝利並不長久。時序進入十二月後，氣溫驟降，加上雪量增加，市集坊的行人幾近絕跡，查爾斯根本沒有行乞的對象。有時一連幾小時，布爾警員巡邏時唯一看得到的人影，就是查爾斯——落雪紛飛，掩映一個孤單的黑色身影：「那年冬天很冷，我有時會看到他站在一個角落，穿著薄卡其夾克，手插在口袋裡。有時他手甚至沒放在口袋裡。那時候是攝氏零下廿九度！四下無人時他還會出來，一站就是好幾個小時。冷成那樣，我很驚訝他居然沒黏在椅子上。」

到這個時候，連其他遊民都開始躲著查爾斯；他太激動不安，充滿迷惑妄想，連經過時跟他打招呼都很難。他鎮日獨處，坐在長椅上，在市集坊到處走動，每當討到足夠的零錢時，他就會躲進一間小餐館，躲避風寒、喝杯咖啡。在外挨凍的夜晚，他會斷續睡在長椅上，在教堂街來回走動禦寒。十二月的退休金用完後，他全靠過往行人救濟度日，有多少算多少。

十二月十七日，查爾斯沒有出現在十一月四日行乞指控的初步聆訊庭上，法官打算強制拘提。十天後，也就是十二月廿七日，警方拿到拘票，一段史上破紀錄長達月餘的寒流也剛好展開。那天最高氣溫只有零下十五度，最低氣溫，如果不計風寒指數的話，是零下廿七度。但他居然熬過了那個月。十二月廿九日早晨，布爾警員在教堂街及學院街交叉路口將他逮捕，移交卻登頓郡法院。

卻登頓郡法院沒有速記員，所有審訊都是用錄音帶錄下來的。我在伯靈頓拜訪了當地的法院，以拷貝我父親十二月廿九日初步聆訊及其後審訊的帶子。他的聲音跟我記憶中一模一樣。很難將那樣清楚有力的聲音，跟一個衣著襤褸、渾身跳蚤的遊民聯想在一塊，不過那不只是因爲我心目中的父親形象永遠是三十五歲、英俊、強壯，而是他在審訊時言談精確、自信、直率，掩蓋了實際現狀。他聲音中唯一的「缺陷」是略帶造作的咬字，好像他必須努力才能保持平靜，我相信實際情形亦復如此。在壓力極大的情況下，他必須小心翼翼，不能露出任何異常的言行舉止，以免引起別人對他精神狀況的懷疑。

他要求法庭判他無罪。審訊終了，法官要他自己具結並當庭釋放，指定在一月廿一日下午二點半再次開庭。從審判紀錄可看出，我父親儘管處境維艱，仍未失機智、喜好嘲弄：

法官：拉胥梅耶先生，法庭人員會交給你一張文件，上面有你下次出庭應訊的日期。

拉胥梅耶：了解，你知道是那一天嗎？

法庭人員：一月廿一日。

法官：一九九四年一月廿一日，星期五。

拉胥梅耶：一月廿一日？

法官：是，沒錯。

拉胥梅耶：今天是幾號？

法官：十二月廿九日。

拉胥梅耶：哦，當然，很好很好。

查爾斯的腔調顯然語帶譏刺。對一個遊民來說，今夕何夕本不具任何意義，每一天都跟另一天沒有差別。

法官：好吧，那就是寫在那張文件上，你只要把它牢牢記住，下一次……

檢察官：那麼，拉胥梅耶先生，你了解下次必須出庭的義務了嗎？

拉胥梅耶：當然囉，下次我會穿三件式西裝，由英國女王陪同出席。

查爾斯知道法院不會駁回這個案子，也不會把他關幾天取代五十美金的罰鍰。他們下一步陰謀無非進行精神狀態鑑定，目的就是把他送進佛蒙特州立醫院。三個禮拜後他就會回復囚犯的身份，果眞如此，那他從曼徹斯特逃出，在伯靈頓街頭受苦的九個月，都將前功盡棄。唯一逃脫的方法是等一月一號退休金匯進霍華銀行，他就儘快逃離伯靈頓。但是查爾斯也知道，他的支票永遠不會來。

除夕下午四點，布爾警員接獲報案：佛蒙特銀行有人妨害秩序。行員們正布置伯靈頓新年晚會，在銀行內搬動桌椅時，大廳自動櫃員機那兒的顧客來說，有一個遊民走進銀行，重覆不斷的大叫大嚷：「大屠殺來了，大家都要死光光！」這個遊民在布爾抵達前就已經離開，但從大家的描述聽起來，一定就是查爾斯沒錯。

查爾斯天黑後才又出現。當晚九點，布爾在市政公園找到他，他正安靜的坐在長椅上，問他發生過什麼事：「他否認情形如行員所述。他說他只是跟佛蒙特及霍華這兩家銀行有點糾葛。他正想將帳戶從其中一家轉到另一家的時候，『他們』卻把他的錢搞丟了。這就是他找銀行麻煩的理由。」

查爾斯料定霍華銀行會拒收他下筆退休金，他已向處理退休金的公司提供佛蒙特銀行的地址，希望他可以在月底前說服佛蒙特銀行讓他開戶。但他的行動失敗了：退休金支票根本沒存入任何銀行，他也沒有住址或電話，可以聯繫該公司取得退休金，加上爲發病症狀所苦，查爾斯沒有任何改善現況的希望。

查爾斯走投無路。沒拿到退休金，他沒辦法在一月廿一日以前離開伯靈頓。更重要的是，他無法求得基本的溫飽，面臨伯靈頓可能有史以來最嚴寒的冬天，他甚至連杯咖啡都買不起。

布爾警告查爾斯不得繼續出言恫嚇，也不得靠近佛蒙特銀行，之後留他一人在公園裡。三個小時後，接近午夜，隱約可以聽到歡呼聲及汽車喇叭的鳴響，迎接一九九四年到來。此時氣溫已經降到零下廿度。查爾斯有生以來最糟的一年就此結束，跟開始時一樣慘澹無望，問題沒有任何緩解的跡象，唯有更多的艱難險阻橫亙在眼前。

一月的伯靈頓，溫度降到歷史新低點：月平均高溫是攝氏零下八度，平均低溫若不計入風寒指數，是零下十九度。累積雪量是歷年一月平均雪量的兩倍：三十八・六英吋。光一月四號那天，市區就下了十英吋的雪。只有一個地方能讓查爾斯抵禦酷寒的嚴冬——短短一年之間，他從走進霍華銀行開戶，淪落到睡在霍華銀行的自動櫃員機旁邊。年初的兩個禮拜，沒有人知道他在哪兒吃東西或吃些什麼，只知道他體重直線下降。那段期間他也開始嚴重的跛足，咳嗽幾乎沒停過。從他的觀點來看，他的迫害者計謀得逞——不犯罪，就得餓死街頭。

一月十二日那天一大早，查爾斯照例在自動櫃員機旁醒來，走入市集坊。他穿著一件綠色的軍用夾克，內著棕色毛衣及髒污的藍色寬鬆長褲。沒有戴帽子，也沒有戴手套。

外面的氣溫只有零下十三度。查爾斯餓的受不了，沿著銀行街往西，一直走到亨利快餐店，這是一家傳統的美式快餐店，門口閃著紅色霓虹招牌，是前一年冬天他常來的地方。他坐在窗旁的座位，叫了三個炒蛋，鹹牛肉泥及咖啡，接下來又點第二份早餐：薄煎餅及香腸，最後又吃了兩片蘋果派。吃完這些東西之後，整個早上他都望著窗外，看著顧客來來去去，喝著免費續杯的咖啡。

三個小時過去，終於有客人抱怨查爾斯很臭。餐廳老板可能是看到午餐時分蜂湧而入的客人，查爾斯又佔著位子不走，壯起膽要他把帳付清離開。查爾斯回答說喝完這杯咖啡就走。走時沒付帳，一共十美元七分。在瀕臨餓死的邊緣，查爾斯第二次偷竊——第一次是薯片，第二次就是這頓早餐。老闆報警，告他詐欺。布爾找遍了市集坊，都找不到查爾斯。

第二天早晨，查爾斯沿著銀行街往反方向走，在綠洲快餐店吃了另一頓大餐，然後跟服務生微笑著說他沒有錢。這一次他在那裡安靜的等待警察到來，被捕，開了張詐欺的傳票，然後釋放。那天早上稍後，一名知道亨利快餐店事件的警員，在霍華銀行提款機旁再度逮捕查爾斯，帶他到伯靈頓警局，又開了張傳票，但還是放了他。

警員在逮捕我父親前曾問他，有沒有詐欺。他回答：「我的確在那兒吃過早餐，可是他們弄錯了，是我兒子幫我付的帳。」第一次在警方紀錄上讀到這些話時，我的思緒一片混亂。我感覺父親故意在警方檔案中留下訊息，好像他早就知道我會在他死後，試圖回溯他這段生活。我覺得他想告訴我：別自欺欺人了，無論你怎麼做，都無法滌清你棄養我的罪過。

雖然無法確定，但我能想像父親跟警察這樣說，是眞的想傳遞訊息給我。如果他眞以爲我是這場（他想像出來的）實驗的參與者，他一定以爲我完全了解他在伯靈頓的窘境，而他說的話也有可能傳到我耳中。事實上，我父親以爲我知道他境況這麼淒慘，卻還能相應不理，是我這輩子所能想到最可怕的想法。我只能希望他不會眞的以爲，他親手養大的兒子能對他如此無動於衷。

因詐欺而在銀行櫃員機外被逮捕過之後，查爾斯晚上不敢再睡那兒。由於無路可躲，他在市集坊任何能棲身的門廊下找地方掩蔽。接下來幾天，警方不斷接到民眾抱怨，查爾斯也在門廊間挪移徘徊，努力找地方遮風避寒。同時間，好幾家地方餐廳也報警說查爾斯詐欺。一月十七日，伯靈頓又下了五英吋的雪。氣溫繼續直直落。一月十八日，當天最低溫度是零下廿八度，若計入風寒指數則已達零下四十五度。早晨六點卅分，街友中途之家的管理員在日誌上記載著：「警察過街搜尋查爾斯・拉胥梅耶，在教堂街八十四號的路口找到。我過去跟他們談怎麼回事。他們正焦急地在等候法院拘票，因爲這樣才可以送他去做醫療評估。在拘票拿到之前他們無計可施，因爲查爾斯一面對他們的盤問，就擺出一派斯文明理的模樣。」那天離他下次出庭應訊的日子還有三天。

一月十八日午夜，查爾斯試圖回到中途之家禦寒。那時他的精神狀況又明顯惡化。管理員在管理日誌中記下他們的對話情形：「查爾斯・拉胥梅耶還在漫遊。他走進來，開始穿過宿舍，我把他叫回大廳，他堅持自己『有權進來』，然後激動憤怒、開始叫囂：『我是這裡的總指揮！』然後對我揮手、呼呼吹氣：『呼！你不見了！呼！警察不見了。呼！大家都消失了。』我叫警察來，把查爾斯趕走了。」

查爾斯的奇思異想顯然已全部出籠。十年來時刻縈懷在心的思想控制也已近尾聲。他的聲明、指控及威脅漫無章法、互相矛盾，但憤怒依舊。在眞實世界中，他被剝奪的權利越多，越是困惑不解、孤立無援，他在異想世界裡的權力也就越大，甚至於開始相信自己是美國總統。就算他眞的以爲自己是美國總統，恐怕也沒什麼用，無助於減淸他肉體或精神上所遭受的折磨。因爲，沒有任何權傾一時的妄想，可以推翻他無家可歸的事實及精神分裂的症狀。

接下來的三天，中途之家、危機處理小組跟伯靈頓警察局，電話不斷響起，眾人交換查爾斯的訊息。大家都擔心他等不到出庭應訊的日期，就在外凍餒而死。同時查爾斯倒是保持低姿態，以免因非法入侵或詐欺再被開出傳票。沒有人知道他吃什麼，睡那兒。除非能在垃圾桶找到殘羹剩菜，否則他根本沒東西可吃。廿一日那天，如眾所料，查爾斯又沒出庭。法官再度發出拘提令。

廿五日傍晚，查爾斯仍在逃。那天晚上他從市集坊打公用電話給以前的舊識——他在威廉與瑪麗學院卅年未聯繫的室友，布萊恩・查波特——布萊恩認爲那是他畢生接過最恐怖的電話。「查爾斯說他涉入一樁古巴走私毒品事件，國家安全局正傾全力在追捕他。他還說是我害那些人找到他的。我說我對這件事情一無所知，他不相信。他跟大學時代判若兩人，但仍舊很會說話，說的很像一回事，讓我半信半疑。」

「那通電話講了很久，大概有一個小時，每隔幾分鐘他就往公用電話裡投幣。他最後終於相信，我根本不曉得他在搞什麼，也不曉得他過得如何。之後，我們懷想了一會舊日時光，但爲時不久，最後我祝他平安，要他多保重。我記得放下電話時我哭了。那眞是一次令人傷感的談話，起先是害怕，接著是擔心他、不知他未來何去何從。他掛電話前，說要逃到加拿大以免被捕。他說他有一隻狗，是他在這世上唯一的朋友，還有就是說他正要前往加拿大。那是大學畢業後我第一次接到他的電話，也是最後一次。」

從第一次被送進新罕布夏醫院，警方把喬治帶走之後，十年來他根本沒有養過狗。他這麼說可能是想到上次入院的經驗，也就是他唯一一次被逼到暴力邊緣之時。如果不算進這隻莫須有的狗，他說的等於是：在這個世界上，我一個朋友都沒有。

一九八九年，克里夫曾在我父親去紐約參加喬爾的婚禮時，爲他照過幾張相片。克里夫也曾建議我們父子倆藉此機會重逢，但爲我所拒絕。克里夫的相片中，有張是我父親坐在長沙發上，手撫一隻灰色口鼻的拉布拉多犬，露出的半邊臉正好看得出他在笑。

即使景況不佳，起碼我父親拍照時挺開心的。理由很明顯：狗不會在乎一個人目前是否落魄，也不會管你目前的狀況與人生原先的目標相去多遠，更不會判別一個人言行思想的內容或品質。狗只會對人內在良善的一面做出回應。父親一九八九年時還有好的一面。一九九三年冬天，他也還有快樂的可能，可惜沒有人可以引發出來。我父親打電話給查波特的用意，可能也是希望這位前室友能幫他一把，但他的傲氣與妄想又使他不能直接挑明來意。他寫給我的最後一封信、給布爾查德博士的信、及打給瑪麗蓮的最後一通電話，莫不是如此。

打電話給布萊恩・查波特的第二天，布爾警員在當地的圖書館找到查爾斯，他正穿過重重書堆，搜尋少得可憐的社會學書籍。布爾逮捕了他，將他送到法庭。他的怪異言行使承審法官安排聽審，並囑咐在等候期間，將他送入瓦特貝瑞的佛蒙特州立醫院，進行精神狀態評估。查爾斯在街頭流浪的時光終於宣告結束。

三年後，我跟布爾警員一同坐在伯靈頓警局。他將一直放在我父親檔案中，自去世後就被人遺忘的皮夾交給我。我迅速、儘量不露情感的翻了一下，看到郝德人道服務中心的卡片，警方就是靠這張卡片找到家屬的。我父親的專案輔導員在卡片上註明，下次會面時間定於一九九五年一月十七日。幾張影印店的收據，和一張一元鈔票一起放在皮夾中，零錢袋中還有八毛七分硬幣。

回到飯店後，我更仔細地檢查皮夾，荒謬地抱持著一絲希望——希望能找到父親跟我的合照，證明他沒有忘記我。但什麼都找不著。我丟掉收據及郝德中心的卡片，將一元八毛七分堆放在床上。我無法賦予這些錢什麼特殊的意義，也無法放進我自己的皮夾用掉。這些金錢對我父親悲慘的命運如此漠然，讓我很不舒服。我困擾的是，如果放在我的皮夾中，只不過幾天後換來一杯咖啡或幾包口香糖。我一直想著，過世前一年，我父親名副其實的一文不名，必須偷竊才有東西吃。最後，我把硬幣丟到垃圾桶，藏在一小堆溼廁紙間，以免倒垃圾時被人看到撿走，然後將紙鈔撕成碎屑，沖入馬桶。這種突發奇想的荒謬儀式，讓我覺得好過一些，我才能繼續去翻看布爾給我的父親檔案。

我坐回床上，瞪著一張拍立得照片。這是父親被捕後，在伯靈頓警察局裡拍的。接到通知說某人已死，跟親眼看到殯儀館棺木內的屍體，想必也有類似的差異。我開始習慣聽到別人形容父親身爲遊民的樣子：長髮、絡腮鬍、邋遢骯髒。但親眼見到他的照片，這些話語瞬間都失去了意義。照片裡有一個悲哀但不顯眼的人，極度瘦弱、留著過長的鬍子，髮際開始微禿、無畏的瞪視前方。你必須聽過他的聲音、聞過他體膚的味道、觸摸過他兩頰的鬍渣，感受過他擁抱的力量，及一個父親對獨子的信心和愛，才能賦與這張照片特殊意義。眼前的我，實在無法將腦海中的記憶，跟這張照片裡的形象聯結起來。我所做過的旅行，跟人談過的話，所有的解釋，用盡所有語言，都無法將這兩個世界連結起來。

那晚入睡前，我瞪著旅館黑暗的牆面，幻想著全國各地警局檔案裡無數的相片，疊成一個巨大的拼貼：那些因非法侵入、行乞、詐欺等微罪被捕的遊民照片，那些被放棄的靈魂，他們被遺忘的照片。我又想起一九七八年在時代廣場頭一次看到遊民的情景。剎那間，我猛然醒悟：我知道那個遊民當時想跟我和父親說什麼了：他是在警告我們。

病人

大多數的我們是以擁有的東西和他人的看法，來判定自己的價值，因此我們沒有那樣的勇氣，能在失去所有的財產、權利、親人跟朋友之後，還能站得筆直，宣告自己仍是以前的自己。

佛蒙特州立醫院位於瓦特貝瑞，就是著名冰淇淋公司班傑瑞（Ben & Jerry）與綠山咖啡（Green Mountain Coffee）的總公司所在地。一九五五年，該院病患數量達到高峰，約有一千六百人。但一九九七年我造訪此地時，住院病患只剩下五十人，而且即將關門的流言也已流傳多時。這些剩下來的病人，大多是精神分裂症患者。我在這裡第一次見識到州立醫院的精神病房生活。我穿過醫院的走廊，身邊一個一個病人，各用各的節奏往前走著。光從他們看到我的反應，就可以想見這兒已經多久沒人來訪了：一個老人一遍又一遍趨前跟我握手；一個肥胖的中年男子，對我豎起大拇指，然後退回他的房間；還有位瘦小的老太太，坐在好大一張塑膠椅子上，朝著我猛瞪。院裡絕大多數的病人，都是在一九九四年之後才入院的；僅有的幾位「元老」級病人，說我父親是個獨來獨往，不與人交往的病人。

一九九四年一月廿六日，查爾斯住進佛蒙特州立醫院，成爲二六八四五號病人。距離他在新罕布夏醫院初次入院，相隔將近十年。病歷記載他在抵院的第一天，一共吃了四頓，只因爲午、晚餐之後他仍然喊餓。同一天傍晚，院方替他除虱。在長期流浪街頭後，他第一次沖了個澡。他的衣服也除了虱，洗乾淨之後還給他。雖然頓失自由之身，但這次查爾斯並不像十一個月前，頓失棲身之所時那麼害怕。住在病房裡的查爾斯排拒外人，不願接受任何治療。院方持續觀察，直到二月一日，法院指派一位精神科醫師，爲他做精神鑑定，以備即將舉行的行爲能力聆審。

精神科醫生的評估報告說，雖然查爾斯的行動自由再次受限，心智是否健全也再次受到質疑，但在晤談期間，並沒有激烈的抗議。不過，他有明顯的妄想，而且妄想的內容越來越怪異。醫生在報告裡寫著：「拉胥梅耶先生的妄想非常嚴重。他聲稱自己是美國三軍總司令。他說美國再沒有佛蒙特這一州了，因爲所有的州都已經統合在聯邦政府之下，由他發號施令。他說他已『預載了程式』，是『受過訓』的，戶頭裡還有兩千七百兆美元供他調度。他還說，他會『做掉犯上的人』。我請他講詳細點，他說自己或許會下令槍決某些人，或施之以絞刑，但自己並非暴力份子，過往也沒有對人施暴的重大紀錄。接下來他又宣告，世上沒有暴力這回事。他說他一九八四年首度住院，是前總統雷根親自下的命令。不過他不認爲自己是陰謀運作的受害者。他目前沒有自殺的念頭，但不諱言很久之前曾試圖輕生。」

醫生的結論，與當初霍華銀行保全隊長約翰•馬奇的評估差不多：查爾斯並不危險，看樣子也不會把他對其他人的威脅付諸行動。「他手指向天，說當初逮捕他的警察已經不再服勤。他們連警徽跟配槍都不要了，『升』了上去。閒聊當中，他還扯到毫不相干的登山。看來，在幻覺的折磨下，他身處的社會環境隨時可變，不管是却登頓郡法庭、新罕布夏醫院，還是現在這間醫院。他只要一發話，要去哪都可以。」

談到最後，醫生終於清楚知道查爾斯為什麼自稱無所不知，又為什麼援引聖經的辭彙。「他問我准不准他跟上帝說話。我說，『請便。』他便揚起頭，跟上帝聊了起來。我當然看不到上帝，但顯然他看到了。」成年之後，查爾斯一直都是堅定的無神論者，但精神分裂症竟然把他變成狂熱的信徒，甚至以先知自詡，能與上帝直接交流。然而，我恐怕永遠無法知道，他這種宗教傾向的轉變，與聽見祖母對他說話，或是祖母早年強迫他信基督教科學箴言會有沒有關係了。

這些父親妄想日趨詭異的證詞，我讀得越多，越覺得心驚。但同樣叫我訝異的是，在強調自己神智清醒的時候，他仍然說辭清晰、應對機敏。在精神鑑定的結論部分，醫生寫著：「我問他覺不覺得自己有精神上的疾病，他說確實有，他的病就是『對生命與人性的熱愛』！」看樣子，父親的病情惡化，並沒讓他的聰明削減分毫。如果生命跟所有人都共謀，要把一個人僅有的一切通通奪走，甚至逼他失去尊嚴跟自我，這個人居然還能擁抱生命與人性，難道這不算瘋狂嗎？我父親用這種反諷的語氣，回答醫生的話。他其實很清楚，自己決心不能被激怒，不訴諸暴力，即便淪落成遊民，著書抗議的工作也不能斷，這些就是他對人類仍懷有信心與希望的證明。就算這個世界放棄了他，至少他還沒放棄喚醒這世界。

儘管查爾斯堅持自己沒有瘋，醫生在鑑定報告上仍然判斷，查爾斯罹患慢性妄想型精神分裂症，合併急性症狀，導致「嚴重反社會傾向，缺乏任何人際網絡」，並且「多數話語都充斥妄想，沒有重點，有嚴重思考障礙」。雖然醫師不認爲查爾斯會傷害旁人，卻認爲「該病患如果出院，可能會危及自己的生命。他嚴重營養不良、體重過輕，還有數處凍瘡。目前氣溫都在零下，他在街頭倖存的機率很低」。醫生建議佛蒙特州立醫院正式讓查爾斯入院。至於州檢察署起訴他的乞討罪名，醫生寫道：「我鑑定之時，他不具備行爲能力，應據此判定無罪。」

乞討罪嫌的行爲能力聽訊定於一九九四年三月十八日。不過在二月中，他又回到卻登頓郡法院，爲他在亨利餐廳、綠洲餐廳的賴賬詐欺行爲，進行初步聽訊。然而，聽著當天法院裡的錄音，父親的聲音全都變了，把我嚇一大跳。成長過程中，我所熟悉的那個有力、淸晰的聲音，在十二月廿九日的法院上尚且聽得見，如今卻變成一口誇張做作的布魯克林腔。

法官：拉胥梅耶先生，你好。

拉胥梅耶：你混得怎樣？

法官：我很好，謝謝你。州檢察署的起訴書，你應該有一份吧？

拉胥梅耶：什麼州？

法官：嗯？

拉胥梅耶：什麼州？

法官：佛蒙特州的檢察署。

拉胥梅耶：沒有，啥都沒。我什麼狗屁都沒有。有人簽收嗎？給我當心點。

法官：這裡。原來在我手上，難怪你沒拿到。我把它大聲唸給你聽，可以嗎？起訴書上說，一月十二日……

拉胥梅耶：全是些狗婊子養的！抱歉。

法官：根據佛蒙特州的起訴書，一九九四年一月十二日，你以行騙方式，詐取必須以金錢交易換得的餐飲，包括了亨利餐廳的一餐……

拉胥梅耶先生：赫。

法官：價值十美元。同月十三日，你以同樣手法，在綠洲餐廳，又詐取價值十美元五十四美分的餐飲。本聽訊將協助你，針對州政府的起訴做出正式回應。除了罰金，檢察署可有其他要求？

州檢察官：有的，庭上。還有損害賠償的部分。

拉胥梅耶：賠、賠……什麼？

法官：需要公設辯護律師幫你的忙嗎？

說到這裡，查爾斯向法庭透露訊息：他在玩一個遊戲。他的口音是裝出來的，他想藉這種布魯克林腔調，間接對迫害他的人喊話：他很清楚，他們想讓他以爲自己已被母親的惡靈附身。但稍後他又發現，這「布魯克林窮光蛋」的戲碼，玩得太過火了，連他僅存的信用——才智——都被人忽視。他只好改變策略。一瞬間，所有的布魯克林腔蕩然無存。錄音帶裡的他，這才恢復本來語調。

拉胥梅耶：不用了。這場聽訊的本質是什麼？你們要我認罪什麼的嗎？

法官：對。

拉胥梅耶：我没罪啊。這裡哪一個人不知道我去他的没犯法。

法官：那好，這就好辦了。你要不要律師幫忙？

拉胥梅耶：整個司法系統都是笑話。笑話一場。

法官：先生，你需不需要律師幫忙？

拉胥梅耶：免啦，能幫什麼？

法官：那好。本庭即將……

拉胥梅耶：整個司法應以上帝的旨意跟自然法爲基礎。你們只不過意圖模仿上帝和自然法，卻成爲笑話一場。

法院外突然傳來警車笛聲。

拉胥梅耶：好啦，有人挨揍嘍。

法官：看來我們最好指定，以門診……呃，住院觀察的方式，評估拉胥梅耶先生的行爲能力跟心智狀態。

拉胥梅耶：神愛女人，嬰孩因祂免一死，死人得以復活，大家得以發大財。隨便啦。

從這裡開始，聽訊演變成鬧劇一場，查爾斯反反覆覆，成功偏離了焦點。法官再次試圖控制場面，判定查爾斯必須送往佛蒙特州立醫院，接受入院評估。州檢察官則提醒法官，查爾斯早就住進州立醫院，而且下個月他還有一場行乞罪嫌的聽訊。然後，查爾斯開口了。他在聽訊之初，爲何裝出布魯克林口音，至此眞相大白。

拉胥梅耶：沒錯。我是該回去了。我想我媽。她在州立醫院等我。

法官不再理會他說的話，儘速了結這場聽訊，由法警把他帶回佛蒙特州立醫院，等待下一場行爲能力聽訊。

我在日間活動大廳見了父親在佛蒙特州立醫院的主治醫師理察・曼森醫生。一見到他，我對他的好感就油然而生。這位醫生言辭懇切又博學——談話間每每旁及文學、哲學，耐人尋味——而且看得出他眞心關懷病人，不管是以前的，還是現在的病人。我們交談期間，四周漸漸有聽眾群集。病人們陸續走進這個房間，在我們附近的椅子上坐定。即便裝出一副正在看電視的樣子，他們還是藏不住眞正的意圖：基於好奇心，想知道是什麼打破了病房間的作息常規。

行爲能力聽訊舉行前，曼森醫生在查爾斯的病房裡跟他說過話。他的宗教性妄想依然持續。「一旦開口，他像是停不住的連珠炮。他說，就在我進來之前，上帝才給他指示，叫他跟我講清楚。他宣稱自己經常與神交流，也與政府特務部門密切聯絡；而且他相信，這些訊息我也收得到。他說，我曾經坐在我的辦公室裡，把我的思想傳遞給他，而他當時人在大廳。如果他要我講話，我又不在同一個房間，他只要大聲講話就行。他說他是總司令，是英格蘭國王。馬上就會有人放他走，而我們則等著被逮捕、槍決。我問他，你想用槍對付別人嗎？他回答說：『我殺人可是合法的。我替（英國）軍情局第五處工作，我還有一把貝瑞塔自動手槍。但是，我還不用親自動手，你就會消失了。』」

雖然幾個月以來，查爾斯的妄想說詞越來越誇大，也越來越不連貫，他卻也能很快地安於醫院的作息，幾乎與十年前在新罕布夏醫院時完全一致。又一次地，他把自己置身局外，跟院裡所有人都保持距離。曼森醫生回憶說：「除非毫無選擇，否則查爾斯不跟任何的院方人員或病人接觸。他觀察身邊發生的一切，但絕不參與社交活動。大多數的時間，他都坐在大廳裡的一張椅子上，寫他自己的書。他也從來不把筆下的東西給別人看，但他常常小聲地自言自語，還一而再、再而三拒絕吃藥，直說『我沒病』。」現在想追溯當時的他寫些什麼，當然不可得。要是他過往的所作所爲可供參考，或許我們可以猜測，他繼續以文字抗議共犯結構；也許他正把露宿街頭時構思的新書，筆諸紙上。但我們却無法知道，他新出現的宗教性妄想會不會改變他的觀點。

這段時間裡，只有一樣東西，讓查爾斯不得不和院方人員或病人打交道。那就是香菸。接下來的那個月，他的觀察報告內容幾乎離不開香菸——讓人不得不想起一九六四年，他也曾在自己的筆記裡，記錄下香菸對州東醫院精神病患來說有多重要。浪跡街頭的日子加重了他的菸癮。只要時間、地點許可，他必向路人乞菸。在醫院裡，卻只有固定的休息時間可以抽菸，而且只准在面向草地的狹小紗窗門廊前抽。為了在休息時間以外到門廊抽菸，他曾有幾次出言威脅。雖然他始終沒有眞的動粗，但有幾次，抽菸的衝動讓他過於激動，醫護人員不得不把他送進隔離間。

更糟糕的是，這裡大多數的病友都領有社福補助金，但他卻沒有分文進帳，根本沒錢買菸。這讓他抽不到菸的挫折感更加惡化。院方後來發現，他確實有資格申領社福補助金，但這項權利仍然操在他在新罕布夏的法定監護人手裡，而監護人卻在他失去棲身之所後，跟他完全失聯。一直要到他再度入院的第七個禮拜，也就是三月十日開始，法定監護人才把申領手續完成，讓他每個月領一百五十美元零用金。在此之前，查爾斯只有祭出他在市集坊常用的那套法寶，就是乞菸。觀察報告裡記錄了他如何得手：「不清楚他是用體型、動作或語言得逞的，但不論如何，他總會拿到一根菸。」

三月十八號，父親如期出庭參加行為能力聽證會。聽完了那卷現場錄音，我亟於跟在場的人當面談談。主持那場聽證的法官是瑪麗蓮・斯寇朗。她答應與我在却登頓郡法院見面，她也說那天發生的事很不尋常。即便在那次之後，她已審過上千件民刑事案件，審過無數比當街行乞更令人難忘的罪行，但還是牢記著那一場聽證。「拉胥梅耶先生讓人印象深刻，人長的體面，感情也很豐沛。他留長頭髮、鬍子，很有個性，樣子很不俗。很多時候，出庭的被告是不敢跟法官目光交會的，看都不看我。他們到了這步田地，已經被折騰、挫敗得差不多了，可是拉胥梅耶先生不是這麼回事。我的意思是，他跟那些精神正常的一般被告比起來，完全不一樣。他覺得這是他的聽證會，他想說什麼都該由他。」

錄音帶裡，查爾斯積極參與這場聽證會。當州檢察官請求法官傳喚法院指派的精神科醫師出庭作證，查爾斯以一種威權的語調，對麥克風說道：「我反對。他不夠專業。」接下來，他毫不理會公設辯護律師怎麼諄諄勸誡，不停以抗議中斷聽證進行。對查爾斯來說，這場聽證會，正是他在佛蒙特落腳之後，所有苦難和掙扎的縮影。過去一年，他被迫忍受無家可歸、讀心技術手段的改造、過去親友代替者的嘲弄，以及一切脅迫的手段，這下子終於通通攤在檯面上了。縱然他極力維持低調，不訴諸暴力，但迫害者還是即將再次替他貼上精神分裂的標籤，以奪走他的自由。從他的角度來看，他當然無罪，只錯在他不該一意求生，決心撐過當局的摧殘。

斯寇朗法官自然無從得知，在查爾斯的妄想世界裡，她被分配到的是哪個角色，是以接下來發生的事，眞的讓她大吃一驚。「在場的人都同意，拉胥梅耶先生確實爲精神分裂所苦，應該住院治療。這點沒有爭議。最後一個證人退席之後，我按例在主審席上宣讀我的判決，不過拉胥梅耶先生却打斷我，用一種發號施令的堅定聲音問我，『我有權發言嗎？我可以發言嗎？嗯？』我遲疑一下，然後准了他，請他長話短說。結果，這位先生，竟然在我宣判之前，先判了我的刑！這種事眞是前所未聞。」

他的語氣堅定、淸楚、頤指氣使，彷彿他陳述的是客觀事實，不帶一點感情，却不容質疑：「妳不在這裡。你們所有人都不夠格在這裡出現。我是美利堅合眾國現任總統，身兼三軍總司令，你們淸楚的很。你們已經違反了所有的軍法，你們其實是在這裡等行刑隊吊死你們、槍斃你們。這裡每一樣東西都是騙人的、都可笑到家了。這才是眞正的現實。我言盡於此。要不要我簽個名啊？我是查爾斯•拉胥梅耶博士！」

藉著對法官、檢察官與出席者的宣判，查爾斯還擊了：把他對現實的解讀，強加在那些十多年來一直逼他相信另一種現實的人們身上。在這個社會，精神疾病患者的一生，就是被折磨、被歧視、被棄絕的一生。但這個社會還要一遍又一遍地逼他相信，自己有精神疾病。他那番宣判，就是要讓他對自我價值的堅持、深信自己仍是一號人物的堅持，記錄在官方文件上。他不只是一介遊民，不只是輕罪罪犯，不只是一個問題人物。他也是人，也朝著社會對每一個人的期望努力著，也有過不小的成就。學生他當過、工作他賣力過、老師他做過，他還是個父親。他掙扎過要融入社會，也爲了保命掙扎過。但查爾斯從來沒有忘記，在他的人生分崩離析之前，他的一切成就。他也永遠不會忘記，自己永遠是拉胥梅耶博士。

在人生中，我們都會面臨考驗的時刻，試煉一己的信仰與性格。定義我們的，就是這種試煉的時刻，而非之前的行徑或此後的作爲。不管我此生有什麼成就，都比不上一九九四年，精神錯亂的父親，以遊民的姿態，在佛蒙特州伯靈頓的却登頓郡法庭上，所成就的事。大多數的我們是以擁有的東西和他人的看法，來判定自己的價值，因此我們沒有那樣的勇氣，能在失去所有的財產、權利、親人跟朋友之後，還能站得筆直，宣告自己仍是以前的自己。

一九九〇年開始，新世代的精神病藥物陸續問世，爲精神分裂病患的療程帶來意義深遠的進展。這些新藥常被稱做另類精神患疾用藥，且在症狀的壓抑上，比好度錠之類的老式精神病藥品更具效果，副作用也較少。但遺憾的是，直到今天，另類精神患疾藥物，仍然清一色是口服藥。對於不覺得自己有病、不願意呑藥的那四成精神分裂症患者，新藥全無用武之地。曼森醫生深知箇中道理，所以在法院於同年九月允許醫院不經查爾斯同意對其施打藥劑之後，旋即安排他重新接受治療，每月注射一劑好度錠。

查爾斯的病況很快好轉。在走廊來回踱步、以肢體動作恐嚇別人的行爲，就此停止。他的話語，不僅變得更有邏輯，他也比較願意主動講話。他與院方人員與病友也開始良性互動。查爾斯發現，曼森醫生懂得很多，對他也很有興趣，是個講話的好對象，於是他便與醫生討論起社會學、心理學上的經典，甚至述及自己以前的研究。曼森醫生讚嘆地說：「我不覺得我跟他之間，是醫生跟病人的關係。我視查爾斯爲對手，也這樣待他。他很聰明，腦筋轉得很快。大多數的情況下，他想得比我更快，但是妄想總會浮上來，把談話的內容扯偏了。」

即便在藥物的協助下，查爾斯的症狀減輕許多，但仍不足以說服曼森醫生考慮讓他有條件地出院。九月將盡時，醫生在觀察報告中提及，他曾與查爾斯討論療程跟預後計畫。醫生說：「我很難不離題，因爲他一直在岔題。這個病人只顧講他自己的話，而且喋喋不休，話題從他的成就（教學與著述）、他的祖先（德國皇室），一直談到他的財務狀況（社福補助金兩萬美元，書的版稅一千三百萬美元）。對他來說，治療的方法根本不是問題，最大的問題在於他根本沒有病，而他因爲精神疾病住院的每一天，都是政府誣陷的後果。」曼森醫生的結論是，查爾斯必須繼續住院。至少他對自己的病況渾然不察，在金錢方面的判斷力更是大有問題，否則怎麼會以爲自己的版稅收入是以千萬美元計？

又經過幾個禮拜的持續服藥，查爾斯對自己的行爲更能掌控。他向人述說妄想的頻率降低了，變得更外向、更友善。曼森醫生回憶說，他的病情改善，在病房裡引發了一種罕見的醫病關係逆轉。當時精神科有一個助理，正在大學裡修習心理學課程，但有一門課，她在寫報告時遇到了大困難，老師要她重寫。後來她跟查爾斯提起這件事，查爾斯伸出援手。他們花了幾個下午的時間，把她的原稿重頭修過。翌週她把報告交出，這次得了一個A。曼森醫生尤其記得，查爾斯對自己幫上了忙，非常得意，並藉這個機會具體地證明，他的過去確實不平庸，而他的未來也還有潛力。

這個時候，查爾斯對他人或對他自己，都不再構成危險。到了十月底，讓他有條件出院的前置作業，展開了準備，出院日期暫定爲十一月廿八日。然而，雖然病情穩定，曼森醫生對於查爾斯出院之後的前景，還是不怎麼樂觀。醫生說：「我認爲，如果沒有壓力，他不會自願接受藥物治療。總有一天，醫療系統對他的追蹤監控會懈怠，然後一切都要前功盡棄了，屆時他恐怕只有再度入院。這種感覺，與其說是對他沒信心，不如說是對他的病和這個（精神病患的照護）體系失望。」

此間曾有社工與查爾斯會面，討論他出院後該住在哪裡。而這段對話也佐證了曼森醫生的「不怎麼樂觀」是其來有自。據觀察報告記載，查爾斯對社工說，他不需要別人幫他找房子，因爲「他的太太已經在雷帝森飯店訂了房，出院之後先暫住幾天。」他還說，他太太已在佛蒙特州的葛蘭島地區買下一棟屋子。那就是他們未來的家，而今年的耶誕佳節，他兒子要跟他們兩老一起過。但我們的紀錄則顯示，他不但早就離了婚，與前妻、兒子失聯亦久。只有他自己一味否認這些事實。社工逕自安排他在艾倫之家先住下。這是一個有公家補助的社區中途住宅，距離伯靈頓不遠，住戶多爲短期收容戶或精神病患。不過查爾斯對社工說，這樣的安排全沒必要，因爲雷帝森飯店根本就是他開的——在偷薯片、被攆出賽百味的前一個禮拜，他對艾咪所說的大話，與此如出一轍。

在藥物相助之下，父親的妄想世界從總司令階段逆轉回到一九九三年十月前後的狀態。正如一年前，他堅信自己在迫害者的擺佈下，所吃的一切苦頭，到頭來都要平反。只要等到他出院，一切本該屬於他的，都將還給他——包括一棟新的房子（以補償他被奪走的佩蘭舊家）、一筆損害賠償金，甚至是我母親跟我都會重回他的懷抱。當我得知那年冬天，父親原來期待著一個家人團圓的耶誕，我才驚覺，自己差點實現了父親的一部份妄想。要是當年的我，把那年冬天完成的童書寄到正確地址，他豈不是會當聖誕禮物收下，並據此一廂情願地以爲，眞有天倫夢圓的一天？

就算妄想讓查爾斯滿懷希望，他依舊懼怕未來。觀察報告紀錄說，查爾斯在十月底經歷了幾次恐慌發作，他自己稱之爲「神經緊繃」、「無端焦慮」。在佛蒙特州立醫院的最後一個月，他有十次要求院方爲他開立抗焦慮藥物「安定文」（Ativan），但這種藥是會上癮的。在好度錠的副作用影響下，他還出現失眠與躁動，只好注射可捷劑來抑制。甚至連老方法都出籠了：在病人集體外出購物時，雖有院方人員陪同監護，查爾斯還是趁機開溜，在歸隊時拿著一大杯啤酒，完全無視於院方的規定。

最後幾週，查爾斯都在自己的病房裡，準備出院。他也著手編輯、校對過去這十個月裡完成的數百頁手稿。有天早上，他甚至造訪醫院附設的理髮部，鬍子剃了、頭髮剪了，兩年來首度改變造型。走回病房的路上，他經過公共衣架。架上滿是各地捐來的二手衣褲，讓所有想換換行頭的病人任意挑選。他換上廉價西裝，走進活動室，坐在自己慣坐的那張椅子上，醫護人員跟病友竟沒一個認出他來，讓他心花怒放。當時曼森醫生對他說：「你簡直煥然一新嘛！」而他笑著回答：「我也覺得自己煥然一新。這下子我得天天刮鬍子嘍。」

十一月廿七日，查爾斯的恐慌症再度發作，整天都無法下床。但隔天早上他還是依約獲釋，由新的個案輔導員陪同出院。他背著一個垃圾袋，袋裡全是他的手稿。雖說妄想型精神分裂者的標籤揮之不去，有條件出院的諸般規定也還是限制著他，但查爾斯總算贏了一局：新罕布夏州爲他指派的監護人，已不再具有效力，他與新罕布夏的關係也宣告終結。回到伯靈頓的他，即便稱不上煥然一新，至少不再是過去的查爾斯。教堂街上再也不會有人認出，他就是去年冬天，那個遊蕩在市集坊一帶，鬚髮凌亂、無家可歸的遊民。

永遠沒有理由放棄

其實，放棄的理由，永遠都比堅持下去的理由還要多，但那就是生命的奇蹟：面對失望、災難、悲劇，以及死亡的陰影，大部分的人都選擇堅持下去。

一九九四年十一月廿八日，查爾斯從佛蒙特州立醫院出院，居然還有振作之心。在出院這天，他必定回首細思九年來，從新罕布夏醫院出院之後爲了重拾生命正軌的連年掙扎奮鬥。他也一定會迷惑，這一切苦難，和九年的光陰虛擲，自己還剩下些什麼。一週後，他有了部分的答案：他在街上當遊民的那段時日，新罕布夏州給他的社福補助金和退休金，已經累積了將近一萬一千美元。他在佛蒙特信用合作社（前一年冬天他與這家銀行並無往來）開戶，在教堂街租了間二樓的小公寓，就在他之前常去的綠寧思餐廳附近。從公寓窗戶看出去，可以看見他曾住了十個月的街道，他差一點喪命於斯的街道。

再度有了自己的地方，有片瓦四壁遮風避雨，查爾斯開始有條不紊的重建自己的生活。他從銀行領出三百元，在烏爾渥百貨行買了全套行頭，包括一套便宜西裝，打算求職面試時穿。他花了好幾個下午的功夫，在附近的影印店，依照腦海中的記憶，用電腦打出一份新的履歷表，以及幾十份求職函，寄到紐約州和新英格蘭六州各大學。電話一裝好，他馬上連絡理工預校和威廉與瑪麗學院的校友會，請他們寄來校友通訊錄，以便聯絡以前的同學，看看有無工作機會。

雖然從醫院有條件出院，但我父親的心理狀態仍舊是眞實與妄想參半。他努力重建現實生活，同時却也堅信耶誕節就能與母親和我團圓。搬進新家後不久，他打電話給表兄克里夫，他們從一九九二年夏天之後就沒再講過話。電話中，他沒提到在街上當了十個月的遊民，也沒提到在佛蒙特州立醫院住院的事情，他談的都是未來。他說耶誕節那天要和我母親再婚。克里夫雖然不相信，但是覺得我父親聽起來好像比前些年正常。他們口頭上約定新年時候見個面，不過沒確實約好時間。

一九九四年十二月，父親的公寓只來過一位客人，就是他的個案輔導員。我離開伯靈頓那天，在父親去世的公寓外面，跟這位輔導員見了面。他蓄八字鬍、戴棒球帽，與我握手表達弔唁之意。他遞給我一個長橢圓型的小盒子，裡面有我父親的眼鏡，在父親死後，不知怎地到了他的手中。我立刻覺得慶幸父親住在街上時還有眼鏡可用。我無法想像，在那個充滿敵意的世界裡，如果無法看清敵人會有多麼悲慘。但又想到我手中的這付眼鏡，在父親生前和死時，都掛在他的鼻樑上，我忽然感到一陣暈眩。

查爾斯出院後，輔導員來看過他幾次。輔導員早就耳聞查爾斯在市集坊是個不尋常的問題遊民，現在看到他的外表和行爲舉止丕變，印象深刻：「他原本引人側目，現在却穿著體面、儀容整潔，不管走進哪一間店都不會有問題，好像完全變了個人似的。」雖然那幾週輔導員都有聞到他身上的酒味，不過他並不知道查爾斯先前有酗酒的紀錄，所以並未懷疑他有這方面的問題。

他們兩人最後一次見面是在一九九五年元旦，查爾斯似乎比平常激動。輔導員說：「那天早上我到的時候，他正在一本活頁筆記本上憤怒的寫作，我問他在寫什麼，他說他在寫書，可是不告訴我內容。」就在那一天，查爾斯寄了封信給那位曾受他幫助，成續得A的精神病房助理，說他的妻兒在耶誕節失約沒來，他很失望。他也提到他又開始感到恐慌，不得不連續臥床好幾小時。

次日晚間，查爾斯心臟病發去世，孑然一身。從警方拍的現場照片可以看出，他並不是猝死。他在自己斷氣之前，就知道他的人生已經完結。那一刻，他知道那些迫害者贏了：自己多年來奮鬥不懈，完全徒然。在這最後一刻，他的奮鬥沒有得到讚揚，沒有人在乎這一切即將結束。他從心智瘋狂、無家可歸、凍瘡與飢餓邊緣奮力回歸社會，只落得死在伯靈頓的破舊公寓中，無人聞問的下場。

當初若非一通陌生人的來電，我不會知道父親曾經是個遊民。處理父親案子的警官，在一九九五年一月打電話給克里夫，通知他查爾斯的死訊，並說自己了解父親死前兩年的生活情形。基於憐憫，克里夫通知我母親時，只說他是心臟病發，死於獨居的伯靈頓公寓中——這些都是母親後來告訴我的。兩天後父親的房東打電話給我，說租賃契約上有一條款必須執行，就是賠償租賃期間所造成的破壞。

房東說公寓嚴重損壞，不是我父親生前使用不當，而是他的死亡所造成。他說我父親死後好幾天屍體才被發現，他還鉅細靡遺的描述屍體腐爛的情形。「滲透物」的臭味之重，在徹底清潔、重新粉刷之後，仍然無法改善，因此房子一直租不出去。聽著電話線那頭的聲音，我簡直不敢相信自己的耳朵——三百哩外的一個陌生人，用推銷商品的口氣，在仔細描述我父親的屍體。他要求我付清潔費和之前積欠的房租，而且還要繼續付房租，直到房子租出去，或是租約到期。「生意」談完，他威脅我，如果我拒絕，他就要去告我。最後再加上一句：「我知道你父親是什麼樣的人，我知道他會希望你付這筆錢。」

我努力保持頭腦清晰，請房東將契約影本寄來讓我看，也請他順便寄上我父親的財物、定存單、以及公寓裡所有的文件。他答應我第二天就把所有東西寄來，可是他反而將我父親的遺物全部丟掉，結果單單只寄來一張公寓損壞估價單。為了要確定房東索賠的合法性，我打電話給處理父親案件的警官。他說這個「無醫療照料」的死亡案件，屍體腐爛的情形極輕微（他解釋道，「無醫療照料」是警察用語，意思是在無醫師照料的情況下死亡），讓我鬆了一口氣。我拒絕賠償房東，因此他取得我父親遺物的留置權，最後法院判定清潔費、押金，和契約終結費都需要付給房東。

我知道我再也看不到父親的遺物，所以在掛電話之前，我請警官盡可能仔細描述公寓的情形。他說他看到父親的履歷表、大學寄來的拒絕信，還有活頁筆記本。他又提到，父親的遺物和他的生活情形，落差之大，讓他無法理解。他一再重複法醫到達現場時，自己所說過的話：「一個知識份子居然落到這步田地，他怎麼會來到佛蒙特州伯靈頓的這間公寓呢？」他又說，他很驚訝，我父親竟然就是一年前教堂街上的那個遊民。這句話給我的震撼，幾乎和我父親的死訊一樣強烈。

我十四歲生日之後，只看過父親一次。一九九〇年夏天，我決定要開車旅行。一天清早，我研究了地圖之後，決定朝魁北克的方向走。六小時之後，我到達新罕布夏州曼徹斯特市，在滂沱大雨中找地方解決午餐，正在考慮要吃三明治還是披薩的時候，我忽然想起來，一年半前與父親中斷聯絡時，他就住在曼徹斯特。我連想都沒想，就背出他的住址：史塔克街八十一號之四B。就在那時候，我正好就經過史塔克街的路牌。這個巧合，不禁讓我覺得冥冥間似乎自有天意。

我沿著史塔克街慢慢開著車，停在八十一號前，這是一棟六層樓高的磚造白邊小公寓。隔著雨簾，我順著房子的邊牆看，找到了四樓的窗戶。我知道此刻我正望著父親的公寓：後面的兩扇窗戶，已經改成臨時書架，被層層的書擋住了。我鼓不起勇氣下車去按門鈴，也沒有勇氣離開，於是就倒車停進停車格，好讓我肆無忌憚的看著八十一號的大門。我的心跳急速，想到自己最後寫給父親的一段話，不禁啞然失笑：「我無法活在你的世界，你也無法活在我的世界。」我錯了，不管我接受與否，我們都活在同一個世界。我父親當年想要逃往的國家，就是我現在要去旅行的地方，而在旅途中，我竟意外的來到他的門口。

不一會兒，雨停了。不知不覺，我玩起了小時候自己一個人常玩的遊戲——長途開車旅行時，爸媽要我睡覺，我卻盯著那些順著擋風玻璃滑下的雨滴，猜猜看哪一滴會先滑到雨刷。這個遊戲有個訣竅——哪一滴滑落的路徑上經過的雨滴最多，哪一滴就會滑得最快，因爲兩滴水珠接觸後會結合，因而獲得較大的動能。大顆水珠都滑完之後，我就再玩別的遊戲：把不夠重量、沒滑落的小水珠對準街角的紅綠燈，看著水珠由紅轉綠、由綠轉黃、然後又從紅色開始。

然後我看見他了。他距離我廿公尺左右，朝著八十一號的方向走來——也就是朝著我走來。隔著一段距離，他和我十四歲生日時沒什麼兩樣。他的外表和打扮，看不出來他是「瘋子」。他越走越近，在短短十公尺之內，驟然老了廿歲：他的頭髮稀疏，皺紋爬滿臉龐。我忽然發現他正在看我，我趕緊貼緊座椅，不敢呼吸，一直到他走進公寓大門，離開我的視線。他壓根兒沒看到我。我抬頭看他的窗戶，希望如果再看到他的身影，我就會知道下一步該怎麼辦。可是我看不到他，只看到書。雨又開始下了起來，我開了雨刷，看了公寓最後一眼，開車走了。

我在父親死後，才知道一九九三年他曾在伯靈頓當了十個月的遊民。如果我與他重逢在一九九三年，而不是一九九〇年，我的反應會如何？我必須告訴自己，如果在雨天看到的父親，不是朝自己的公寓走去，而是穿著遊民的裝束，坐在教堂街的公園長椅上，我不會就這樣開車走掉。我會想辦法幫助他。如果說，一九九〇年的父親與一九九三年的父親，只是程度有別，我在這條曲線上的哪一點會克服恐懼，拋開自我去接納他？根據輔導員的進度記錄，從一九九〇年開始，父親就試著要找出，他的思緒究竟是從哪一個點走岔了，在那決定性的一點，從理性變得不理性。在他死後，我也試著要找出，我自己是從哪一個點，開始從自我中心轉為同情。

也許，自我父親死後，從認識他的人、我的朋友、親人，以及陌生人身上，我也無可避免的想要找出那決定性的一點——一個人要可憐到什麼程度，才能激起其他人的同情。這是個重要的問題，如果試著去回答，會令人害怕。這個社會對於精神分裂症患者的態度與治療，可以看出我們同情他人的能力，並不是取決於其痛苦的程度。精神分裂症患者，也有末期病患或是嚴重殘疾者的英雄氣概，堅持要努力活下去，就已經是熱愛生命的表現。比較起來，精神病患甚至更為悲壯，因為他們受折磨的是心靈，比身體的折磨更痛苦。

精神分裂症患者不僅要與病魔搏鬥，還要面對其他人的偏見。先不談媒體對精神分裂症患者的描述，一般社會大眾，不論教育或背景如何，對這個名詞的真正意義都相當無知。我們只需檢視自己使用的語言，就能看出我們對精神疾病有怎樣的偏見。我們日常用語充斥著對精神病患者的輕蔑嘲弄：「你是怎麼了，有神經病嗎？」「你一定是瘋了。」「我覺得自己快精神分裂了。」等等諸如此類。在美國，雖然過度強調「政治正確」，但是精神病患者是唯一未蒙其惠的一群弱勢者。下次你聽到別人語中帶有精神病，把「精神病」三個字換成「癌症」或是「愛滋病」，就可以了解這種話是不是歧視。幽默感瞬間消失了，大家會覺得尷尬莫名，因爲我們從小被教導不可以嘲笑別人的苦難，只有精神病除外。

不提苦難，我們對精神分裂症患者的偏見甚至更加明顯。從經濟的角度來說，投入精神病因以及治療研究的資金，遠不如其他疾病。國家健康機構最近估計，精神分裂症所用去的費用當中，用於研究的不到百分之一，而癌症的研究花費爲百分之十，愛滋病研究則是百分之十五。每當我想到我們的同情心是有選擇性的，並非越可憐的人，我們就越同情他們，我就忽忽如狂，只能強迫自己想想那些溫馨的小事情：傑森的香煙、艾咪和馬奇的咖啡、還有那個陪在我父親身旁的遊民，只是因爲我父親顯然需要找人講話。如果這些事情都不能讓我轉換心情，我就想想父親教給我最重要的一課。

我在伯靈頓見的最後一個人，就是那位告訴我父親曾是個遊民的警官。我記得兩年前，他說他看到父親的屍體時，曾翻閱我父親的活頁筆記本。我跟他連絡，想要知道他還記不記得筆記本的內容。他居然還記得：「內容沒完沒了，一頁接著一頁，有很多深奧的字眼。很像日記，某月某日發生了什麼事情，有很多是在描述市集坊。我還記得筆記中提到一個長椅，人群來來往往，日誌中提到長椅很多次，還有坐在上面的『過客』——這是他用的字眼。還有不少地方提到對長椅做某種科學實驗之類的，不過看來沒有什麼道理，不知道在寫些什麼。」

我父親死前寫的東西，只有這位警官讀過。身爲一個遊民，父親到底如何看待自己？因爲筆記本已經丟掉，所以無法確切查考，但是其中提到實驗的部分，表示當他從佛蒙特州立醫院出院時，仍然相信自己是思想控制下的犧牲者。這個想法，和公園長椅上過客的想法，表示他的最後一本書，和他住在街上時寫在腦海裡的抗議書，內容是一樣的，只是後來得以形諸筆墨。

父親的力量讓我驚異：他回到伯靈頓，尊嚴絲毫無損。他繼續向大學寄發求職函，他仍然相信自己和人性。他要嘗試寫書，因爲他相信，大家如果知道眞相，就會了解他。成爲遊民和病人、出院後的沮喪、發現實驗並未結束——這一切都沒有摧毀他的願望，想要重建自己、將自己的想法和早已遺忘他的人們溝通。他不相信他的未來將是過去的翻版，一再重演。

當我審視自己的生活，以及生活中微不足道的挫折，就會想起父親一九八六年十二月的來信。當年我十七歲，他四十三歲，信中說道：「無論環境多麼險惡——我的環境就一直極爲險惡——永遠沒有理由放棄。」其實，放棄的理由，永遠都比堅持下去的理由還要多，但那就是生命的奇蹟：面對失望、災難、悲劇，以及死亡的陰影，大部分的人都選擇堅持下去。我們創造了奇怪複雜的想像——上帝、愛、正義、美——認爲是永恆的眞理。我們欺騙自己，也欺騙自己的孩子。父親在信中寫下「永遠沒有理由放棄」的時候，其實是在騙自己——他不顧一切的努力，不要讓自己傾頹的世界汚染了我——這一點讓他成爲一個好父親。他騙自己還有理由相信未來與人性，這一點讓他成爲一個好人。

父親的堅持，讓我有勇氣接受他的死亡，接受他曾在佛蒙特州寒冷的小鎭上過著遊民生活的事實，也讓我有足夠的勇氣寫下這本書。本書和他最後那本未完成的書互爲鏡中影像，呈現同一件事情的顚倒版本，我希望這本書能多少補足他那未完成的書。如果我能許一個願，我會希望父親依然健在，那麼我就永遠沒有理由寫這本書。現在書已完成，我相信他會了解我的目的，他會知道我並不是摧毀他世界的共犯。即使他不同意何者爲眞、何者爲妄，我相信他會知道我愛他、崇拜他、想念他，而且終於學到他很久以前曾經教給我的一課。

永遠沒有理由放棄。

國家圖書館出版品預行編目資料

當天使穿著黑衣出現／拉胥梅耶（Nathaniel Lachenmeyer）著；賴慈芸譯. — 初版 — 臺北市：大塊文化，2003 [民 92]

面；　公分. (Mark 38)

譯自：The Outsider

ISBN　986-7975-84-7(平裝)

1.拉胥梅耶 (Lachenmeyer, Charles W.)- 傳記 2.病患 - 美國 - 傳記 3.精神病

415.95　　　　92004096

105 台北市南京東路四段25號11樓

廣　告　回　信
台灣北區郵政管理局登記證
北台字第10227號

大塊文化出版股份有限公司　收

地址：□□□ ＿＿＿＿＿市／縣＿＿＿＿＿鄉／鎮／市／區
＿＿＿＿＿路／街＿＿＿段＿＿＿巷＿＿＿弄＿＿＿號＿＿＿樓
姓名：

請沿虛線撕下後對折裝訂寄回，謝謝！

大塊
LOCUS
文化

編號：MA038　書名：當天使穿著黑衣出現

大塊文化 讀者回函卡

謝謝您購買這本書，爲了加強對您的服務，請您詳細填寫本卡各欄，寄回大塊出版 (免附回郵) 即可不定期收到本公司最新的出版資訊。

姓名：＿＿＿＿＿＿＿＿＿＿＿**身分證字號**：＿＿＿＿＿＿＿＿＿＿＿

住址：＿＿＿＿＿＿＿＿＿＿＿＿＿＿＿＿＿＿＿＿＿＿

聯絡電話：(O)＿＿＿＿＿＿＿＿＿＿＿ (H)＿＿＿＿＿＿＿＿＿＿＿

出生日期：＿＿＿年＿＿＿月＿＿＿日 E-mail: ＿＿＿＿＿＿＿＿＿＿＿

學歷：1.□高中及高中以下 2.□專科與大學 3.□研究所以上

職業：1.□學生 2.□資訊業 3.□工 4.□商 5.□服務業 6.□軍警公教 7.□自由業及專業 8.□其他＿＿＿＿

從何處得知本書：1.□逛書店 2.□報紙廣告 3.□雜誌廣告 4.□新聞報導 5.□親友介紹 6.□公車廣告 7.□廣播節目8.□書訊 9.□廣告信函 10.□其他＿＿＿＿＿＿

您購買過我們那些系列的書：

1.□Touch系列 2.□Mark系列 3.□Smile系列 4.□Catch系列 5.□tomorrow系列 6.□幾米系列 7.□from系列 8.□to系列

閱讀嗜好：

1.□財經 2.□企管 3.□心理 4.□勵志 5.□社會人文 6.□自然科學 7.□傳記 8.□音樂藝術 9.□文學 10.□保健 11.□漫畫 12.□其他＿＿＿

對我們的建議：＿＿＿＿＿＿＿＿＿＿＿＿＿＿＿＿＿＿＿＿＿＿

＿＿＿＿＿＿＿＿＿＿＿＿＿＿＿＿＿＿＿＿＿＿＿＿＿＿＿＿

＿＿＿＿＿＿＿＿＿＿＿＿＿＿＿＿＿＿＿＿＿＿＿＿＿＿＿＿

LOCUS

LOCUS

LOCUS

LOCUS